A COMPLETE
GUIDE TO YOGA
PRACTICE WITH
A CHAIR

YOGA

艾扬格瑜伽学院教材系列

椅子瑜伽习练指南

[以] 埃亚勒·希弗罗尼 著
欧梅 译 / 徐如 审

U0245347

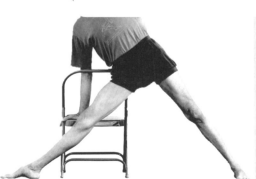

 大连理工大学出版社
Dalian University of Technology Press

简体中文版 © 2023 大连理工大学出版社
著作权合同登记 06-2020 年第 01 号

版权所有·侵权必究

图书在版编目（CIP）数据

椅子瑜伽习练指南 /（以）埃亚勒·希弗罗尼著；欧梅译. -- 大连：大连理工大学出版社，2024.7
ISBN 978-7-5685-3992-0

Ⅰ.①椅… Ⅱ.①埃… ②欧… Ⅲ.①瑜伽—基本知识 Ⅳ.① R161.1

中国版本图书馆 CIP 数据核字 (2022) 第 233583 号

出品：龙象（广州）文化科技有限公司

椅子瑜伽习练指南
YIZI YUJIA XILIAN ZHINAN

大连理工大学出版社出版

地址：大连市软件园路 80 号　邮政编码：116023
发行：0411-84708842　邮购：0411-84708943　传真：0411-84701466
E-mail：dutp@dutp.cn　　URL：https://www.dutp.cn
大连天骄彩色印刷有限公司印刷　　大连理工大学出版社发行

幅面尺寸：140mm×210mm	印张：9　　字数：249 千字
2023 年 1 月第 1 版	2024 年 7 月第 2 次印刷
项目统筹：刘新彦	责任编辑：于　泓　白　璐
责任校对：张　泓	封面设计：冀贵收　张秋雯

ISBN 978-7-5685-3992-0　　　　　　　　　　定　价：88.00 元

本书如有印装质量问题，请与我社发行部联系更换。

中文版序

《椅子瑜伽习练指南》（中文版）即将出版，我非常高兴！

本书（英文版）自2013年出版以来，受到了世界各地读者的欢迎。很多瑜伽教师和瑜伽练习者阅读了本书，并给出了热情的反馈。目前本书已经被译为多个语种，并出版了法文版、西班牙文版、俄文版等。世界上有那么多的人使用中文，本书当然应该被翻译成中文出版！

在过去的几年里，我有幸在中国教授了一门艾扬格瑜伽课程，来自中国的瑜伽练习者们的真诚和努力给我留下了很深的印象。他们对瑜伽有着极大的热情和兴趣。近年来，艾扬格瑜伽在中国越来越普及，B.K.S.艾扬格撰写的瑜伽书的中文版也已经面世。希望本书中文版的出版能帮助中国的练习者们更深入地学习艾扬格瑜伽。

椅子，作为瑜伽的辅具，虽然普通，但用途广泛、效果显著，可用于所有类型瑜伽体式（asana）的辅助练习。正如你在本书中将会看到的，虽然只是简简单单的一把椅子，但使用方法却丰富多变。一把椅子的价格并不高，任何练习者都可承担得起，有了它，在家里就可进行练习。更重要的是，椅子原本就不只是用于瑜伽的，它们无处不在。在家里、在办公室中，甚至是在飞机和火车上，只要有椅子，就可随时做几个简单的瑜伽动作。

本书适用于多层次的瑜伽练习者。高级练习者可以借助椅子更深入地探索体式。每一个体式的完成都涉及一系列复杂的动作，需要练习者理解并付诸实践。通常，开始时练习者可以使用椅子帮助自己理解体式中的各个动作，仔细感受每一个动作的效果。一旦找到感觉，就可以尝试离开椅子，再次进入某一体式，重复先前的动作，重新找到体会过的效果。

许多体式极具挑战性，初学者没有辅具的帮助难以完成。这时，借助椅子，练习者可以逐步获得完成体式所需的力量和灵活性。

辅具，尤其是椅子，对两类人来说非常重要，甚至可以说是必不可少的，这就是残疾人和老年人。移动身体，并学会有意识地呼吸，对他们的作用更大。在艾扬格瑜伽理疗班上，受伤、患病和失能者都借助辅具进行瑜伽的练习。椅子是他们不可或缺的辅具。

椅子对老年人来说极具价值。无论是否愿意，我们都在一天天衰老，我们的身体机能迟早会退化，体力也会越来越弱。有了椅子的帮助，老年人便可以继续进行瑜伽的练习，还可以做很多种体式，比如扭转、后弯等。即便练习者行走不便、站立不稳，有了椅子的支撑，也可以完成某些站立体式的变体。本书附录提供了一个简单的适合老年人练习的序列。

对于所有练习者来说，有了椅子的帮助，可以在高级和困难的体式中停留更长的时间。没有椅子，在体式中停留的时间会缩短，要停留更长时间则需要付出很大的努力。借助椅子，练习者可以轻松地、较长时间地保持体式，从而得到深度放松。此外，所有人都可以在工作间隙借助椅子休息片刻、伸展一下——

简单地扭转和伸展，在普通椅子上就可完成。本书中的一些变体可以在许多种类的椅子上完成，便于大家工作日中随时做个简短的练习，以便消除疲劳，重获能量，以更充沛的精力、更清晰的思维重新投入工作。

感谢为本书出版做出努力的所有朋友们！

瑜伽是全人类的财富，它不应局限于某一个国家，也不应受到语言的限制。传播 B.K.S. 艾扬格的教学理念是一项重要的任务，需要许多瑜伽教师一起努力。

埃亚勒·希弗罗尼

2020 年 2 月

英文版第二版前言

本书第一版于 2013 年 4 月出版，深受世界各地瑜伽师生的喜爱，收到许多读者充满热情的反馈；有些练习者甚至与我分享了他们练习的某些变体。

我本人也以此书为基础，举办了若干次工作坊，涌现出不少新想法。我再一次检查了书中原有的体式，又增加了一些新的变体，形成了本书第二版。

第二版内容更加丰富，期盼它帮助练习者在瑜伽之路上继续探索，发现更多、更好的练习方法！

埃亚勒·希弗罗尼

2013 年 11 月

致 谢

本书介绍的所有知识都源自艾扬格瑜伽体系的创始人、我的老师 B.K.S.艾扬格。多年前，B.K.S.艾扬格将椅子引入瑜伽练习[①]。多年来，他还发明、改造了许多瑜伽辅具。他是我的老师，他让千百万人有机会亲近瑜伽，受惠于瑜伽的馈赠。此外，我还要感谢他花费宝贵的时间审阅书稿，并提出许多宝贵的意见和建议。他的建议总是精准、到位且富有价值。根据他的建议，我重拍了书中的一些照片，更增添了我出版本书且将其做得更好的信心。

编写此书最初的想法是在参观浦那时被点燃的，那时我在印度浦那 RIMYI（Ramamani 艾扬格瑜伽学院），师从普尚·艾扬格（Prashant Iyengar）学习利用椅子练习瑜伽。吉塔·S. 艾扬格（Geeta S. Iyengar）在她的 DVD 中提到的"瑜伽练习者生活中椅子的作用"，使我获得了写作本书的很多灵感。

感谢这三位伟大的老师，是他们将我带入艾扬格瑜伽的世界，为我带来源源不断的知识和灵感！

我还要感谢其他老师，特别是 Faeq Biria、Birjoo Mehta 和 Jawahar Bangera，他们使我的瑜伽练习得以深入和丰富——无论是否使用椅子。

此外，我还要感谢我的学生们在课堂上和工作坊中

[①] 习练和练习的区别：《汉语大词典》（上海辞书出版社，2011年版）中词目"练习"给出的解释为：（1）操练；训练。（2）反复学习，以求熟练。（3）熟悉谙习。词目"习练"给出的解释为：（1）练习；训练。（2）熟悉。二者并没有本质的区别。因此，为避免引起混乱，书中统一使用"练习"一词。在书名以及个别处使用"习练"，特指一种有规律的、带有探究目的的练习。——编者注

帮助我检验椅子的使用方法，并提出新的建议。我希望他们同我一样享受这个过程！

本书是以色列奇科隆－雅科夫（Zichron-Ya'akov）中心与我一起工作的所有教师通力合作的成果。我们和学生们一起试验，尝试用椅子辅助练习，每位参与者都贡献了自己的想法。我还要特别感谢下列参与者：

Michael Sela，他以极度的耐心一遍又一遍地阅读书稿，编辑文本。他帮助我反复斟酌，使书中的表达更加言简意赅。

Ravit Moar 和 Rachel Hasson 花费了许多时间为本书正文做模特。

Kym Ben–Ya'akov 作为瑜伽教师，其母语又是美式英语，她以自己得天独厚的优势，以苍鹰般犀利的眼光检查了本书的英文。

Anat Scher 为附录做模特。

还要特别感谢我的学生 Ram Amit，他义务拍摄了这些照片，态度热诚且成果卓然。另外，还要感谢我可爱的女儿 Ayelet，她也拍摄了本书中的一些照片，并对所有照片进行了编辑，为最终的作品锦上添花。

最后，我要感谢我的妻子 Hagit。没有她的爱和支持，本书（和许多其他事情）永远不可能变成现实。

摄影：Ram Amit

模特：Ravit Moar、Rachel Hasson、Eyal Shifroni

平面设计：Einat Merimi（A.N.A. 工作室）

文本编辑：Michael Sela

引 言

　　本书是一个认真的、初步的尝试，介绍如何使用椅子来加深、提高瑜伽体式的练习。在课堂上和工作坊中，我和学生们一起探索使用椅子的各种方法，学生们对此表现出极大的兴趣和热情。他们希望我将这些探索形成文字，记录下来，以便大家能继续在家练习。这是本书的缘起。

　　我们希望本书能够帮助瑜伽练习者、学生和教师在练习中系统地使用椅子，从而帮助艾扬格瑜伽的传播，造福大众。

辅具的使用

　　B. K. S.艾扬格开发出了一系列瑜伽辅具，借助它们，每个人都能够改善体式的练习，并从中受益。使用这些辅具的主要目的是帮助练习者：

　　　·练习难以独立完成的体式；

　　　·在练习过程中实现并保持准确的正位；

　　　·在具有挑战性的体式中保持更长时间，且放松身体，以获得体式的全部益处；

　　　·更深入地研究和探索体式。

　　辅具的使用的确是艾扬格瑜伽的一个重要特征，但勿将辅具与艾扬格瑜伽的本质相混淆。辅具是为达到目的而采取的一种手段，例如体式的正位、稳定、精准和更长的保持时间。

　　本书着重介绍众多辅具中的一种——椅子。本书共分为八章，各章按体式类别划分，基本上每一章探讨一个体式类别，另在附录中附带一个适合所有人的椅子——温和练习序列。

　　本书探讨椅子的各种用法，是为了引导练习者注意到体式的各个方面，觉知身体的各个部位，从而加深和提高对体式的理解。练习者应十分小心，不要对辅具产生依赖，而应充满智慧地使用辅具，让体式练习更成熟、更专注。

椅子的选择

　　瑜伽练习中使用的椅子必须稳定、结实。椅座为方形，平整且平行于地面，高度适当（离地约 45 厘米）。强烈推荐使用金属折叠椅，这些椅子通常有两个横档，分别焊接在椅子前腿和后腿之间。椅子没有靠背，椅背只是一个空的框架，便于抓握，或让身体穿过。

重要提醒

　　本书不适用于有特殊健康问题的人士。如果练习者有严重的健康问题，请寻求通过认证的瑜伽教师的帮助，并在其指导下进行练习。

　　本书不是为初学者准备的，读者应已经掌握了一定的瑜伽基础知识，熟悉书中所介绍的体式。有关体式的完整指南，请参阅 B.K.S.艾扬格的《瑜伽之光》① （*Light on Yoga*）或其他书籍，例如他的另一本著作《艾扬格瑜伽》（ *Yoga, the Path to Holistic Health*）。入门教材可以

---

　　① 中文版：B.K.S.艾扬格. 瑜伽之光. 北京：当代中国出版社，2011。下同——编者注

选用吉塔·S. 艾扬格的《艾扬格瑜伽教程》（*Yoga in Action*）。

本书介绍的内容基于艾扬格瑜伽体系对瑜伽的卓见和原理。只使用辅具而不理解其中的原理，练习则会毫无意义。我们的初衷是促进和加深练习者对艾扬格瑜伽体系原理的理解。因此，使用本书的练习者应该具有坚实的艾扬格瑜伽基础。

对于一些高级的、不太为人熟知的体式，我们给出了《瑜伽之光》里相应体式的图号；例如，Bhujaṅgāsana Ⅱ（眼镜蛇二式，图550），书中以"《瑜伽之光》，图 550"的形式给出参考。

任何一本书都不能涵盖椅子在瑜伽练习中的全部使用方法。请以活泼、有趣的心态去练习，探索、发明、发现椅子的更多使用方法，提升瑜伽的练习效果。

如有任何意见和建议，请写信给我，邮箱地址：eyal@theiyengaryoga.com。

尽情练习吧！

⚠ 警告

本书读者必须具有扎实的瑜伽练习基础，最好曾经有规律地参加过艾扬格瑜伽认证教师所授课程。

本书的某些变体属于高级体式，一定要在艾扬格瑜伽认证教师的指导和监督下才能尝试。

由于使用本书不当造成的任何伤害或损失，作者概不负责。

目　录

第一章　站立体式（Utthiṣṭha Sthiti）/ 1

1.1　山式（Tāḍāsana或Samasthiti）/ 2

1.2　下犬式（Adho Mukha Śvānāsana）/ 6

1.3　半站立前屈式（Ardha Uttānāsana）/ 12

1.4　站立前屈式（Uttānāsana）/ 16

1.5　三角伸展式（Utthita Trikoṇāsana）/ 22

1.6　战士二式（Vīrabhadrāsana Ⅱ）/ 30

1.7　侧角伸展式（Utthita Pārśvakoṇāsana）/ 34

1.8　战士一式（Vīrabhadrāsana Ⅰ）/ 38

1.9　半月式（Ardha Candrāsana）/ 42

1.10　三角扭转伸展式（Parivṛtta Trikoṇāsana）/ 44

1.11　扭转半月式（Parivṛtta Ardha Candrāsana）/ 48

1.12　侧角扭转伸展式（Parivṛtta
　　　 Pārśvakoṇāsana）/ 50

1.13　战士三式（Vīrabhadrāsana Ⅲ）/ 54

1.14　加强侧伸展式（Pārśvottānāsana）/ 58

1.15　双角一式（Prasārita
　　　 Pādōttānāsana Ⅰ）/ 64

1.16　单腿站立伸展二式（Utthita
　　　 Hasta Pādāṅguṣṭhāsana Ⅱ）/ 66

1.17　单腿站立伸展一式（Utthita Hasta Pādāṅguṣṭhāsana Ⅰ）/ 68

1.18　幻椅式（Utkaṭāsana）/ 69

1.19　鸟王式（Garuḍāsana）/ 70

1.20　侧板式（Vasiṣṭhāsana）/ 71

第二章　坐立体式（Upaviṣṭa Sthiti）/73

2.1　束角式（Baddha Koṇāsana）/ 74

2.2　坐角式（Upaviṣṭa Koṇāsana）/ 80

2.3　手杖式（Daṇḍāsana）/ 82

2.4　英雄式（Vīrāsana）/ 83

2.5　椅子上的山式（Tāḍāsana）/ 84

第三章　前屈伸展体式（Paśchima Pratana Sthiti）/87

3.1　加强背部伸展式（Paścimottānāsana）/ 88

3.2　头碰膝前屈伸展式（Jānu Śīrṣāsana）/ 100

3.3　半英雄前屈伸展式（Trianga Mukha Eka Pāda
　　　Paścimottānāsana）/ 101

3.4　半莲花前屈伸展式（Ardha Padma
　　　Paścimottānāsana）/ 102

3.5　圣哲玛里琪一式（Marīchyāsana Ⅰ）/ 106

3.6　脸朝下束角式（Adho Mukha Baddha
　　　Koṇāsana）/ 107

3.7　脸朝下坐角式（Adho Mukha Upaviṣṭa
　　　Koṇāsana）/ 107

3.8　脸朝上前屈伸展一式（Ūrdhva Mukha
　　　Paścimottānāsana Ⅰ）/ 108

3.9　花环式（Mālāsana）/ 110

3.10　龟式（Kūrmāsana）/ 112

3.11　祛风式（Pavana Muktāsana）/ 113

3.12　侧祛风式（Pārśva Pavana Muktāsana）/ 114

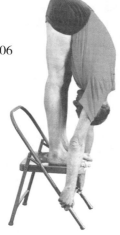

第四章　扭转体式（Parivṛtta Sthiti）/ 115

4.1　简易坐侧扭转式（Pārśva Sukhāsana）/ 116

4.2　椅子上的巴拉瓦伽一式（Bharadvājāsana Ⅰ）/ 118

4.3　地面上的巴拉瓦伽一式（Bharadvājāsana Ⅰ）/ 124

4.4　圣哲玛里琪三式（Marīchyāsana Ⅲ）/ 126

4.5　圣哲玛里琪一式（Marīchyāsana Ⅰ）——只做扭转 / 130

4.6　半鱼王一式（Ardha Matsyendrāsana Ⅰ）/ 132

4.7　半鱼王二式（Ardha Matsyendrāsana Ⅱ）/ 134

4.8　套索扭转式（Pāśāsana）/ 136

4.9　站立圣哲玛里琪三式（Utthita Marīchyāsana Ⅲ）/ 140

第五章　倒立体式（Viparīta Sthiti）/ 143

5.1　支撑头倒立式（Sālamba Śīrṣāsana）/ 144

5.2　无支撑头倒立式（Śīrṣāsana）/ 148

5.3　孔雀起舞式（Pīnchā Mayūrāsana）/ 154

5.4　支撑肩倒立一式（Sālamba Sarvāṅgāsana Ⅰ）/ 158

5.5　犁式（Halāsana）及其变体（背部抵靠椅子）/ 162

5.6　半犁式（Ardha Halāsana）及其变体（双脚放在椅子上）/ 164

5.7　无支撑肩倒立式（Nirālamba Sarvāṅgāsana）/ 168

5.8　背部靠墙的半犁式（Ardha Halāsana）和肩倒立式（Sarvāṅgāsana）/ 170

5.9　疗愈性的半犁式（Ardha Halāsana）/ 174

5.10　桥式肩倒立式（Setu Bandha Sarvāṅgāsana）/ 176

第六章　后伸展体式（Pūrva Pratana Sthiti）/ 181

6.1　蝗虫式（Śalabhāsana）/ 182

6.2　上犬式（Ūrdhva Mukha Śvānāsana）/ 183

6.3　双脚内收直棍式（Dwi Pada Viparīta Daṇḍāsana）/ 186

6.4　骆驼式（Uṣṭrāsana）/ 204

6.5　上弓式（Ūrdhva Dhanurāsana）/ 210

6.6　上弓二式（Ūrdhva Dhanurāsana Ⅱ）/ 226

6.7　双腿放低进入双脚内收直棍式（Dwi Pāda Viparīta Daṇḍāsana）/ 228

6.8　蝎子一式（Vṛścikāsana Ⅰ）/ 230

6.9　单腿鸽王一式（Eka Pāda Rājakapotāsana Ⅰ）/ 232

6.10　舞王式（Naṭarājāsana）/ 236

6.11　后仰支架式（Pūrvottānāsana）/ 238

第七章　腹部收缩体式（Udara Ākunchana Sthiti）/ 239

7.1　完全船式（Paripūrṇa Nāvāsana）/ 240

7.2　上伸腿式（Ūrdhva Prasārita Pādāsana）/ 242

7.3　拱背伸腿式（Uttāna Pādāsana）/ 244

第八章　疗愈体式（Viśrānta Kāraka Sthiti）/ 247

8.1　仰卧英雄式（Supta Vīrāsana）/ 248

8.2　支撑后仰支架式（Sālamba Pūrvottānāsana）/ 250

8.3　更多支撑的桥式肩倒立式（Setu Bandha
　　　Sarvāṅgāsana）/ 252

8.4　支撑倒箭式（Sālamba Viparīta Karaṇī）/ 253

8.5　挺尸式（Śavāsana）/ 254

附　　录 / 257

体式索引 / 260

结　　语 / 266

编后记 / 267

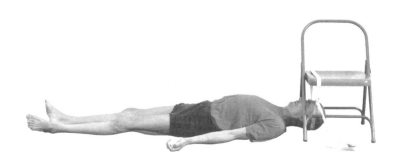

第一章 站立体式

（Utthiṣṭha Sthiti）

　　站立体式是艾扬格瑜伽练习的基础。这些体式可以打开胸腔，强化身体，改善灵活性，并逐渐训练肌肉动作以练习更高级的体式。初学者可通过站立体式学习使用双腿激活下部躯干，使用手臂激活上部躯干。通过腿部和腹股沟肌肉的伸展，实现髋部的自由活动，从而使脊柱得以轻松伸展，长期练习可以防止背部疼痛。肩带的动作可以保持肩膀的灵活性，拓宽胸部，从而改善呼吸，增强血液循环，保持身体敏捷、轻盈，头脑清晰。

　　站立体式是学习正位的好方法。站立时，人的视野开阔，能更多地留意周围空间。我们可以借助地面（地板）和墙面来调整身体的方向，保持四肢的正位。

　　站立体式极具挑战性，我们从中可以收获很多，包括提高意志力，加强力量、毅力和耐力，这些都是瑜伽的重要元素。即便是高级练习者，也不要在日常练习中忽视这些体式。

1.1 山式（Tāḍāsana 或 Samasthiti）

在山式（Tāḍāsana）中，椅子带来方向感，有助于实现正确的正位。

以下展示使用椅子的三种方法。

变体1　椅子在体后

将椅子放在身后有助于双肩向后旋。

› 椅座朝后，练习者背对椅背，站在椅子前面。

› 山式站立，手指放在椅背横档上。

› 利用双手的支撑，延展脊柱，展开胸廓。

› 用椅背做基准，检查身体的纵向正位（图1、图2）。

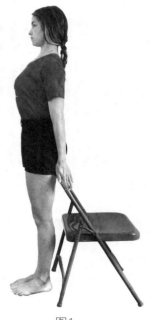

图1

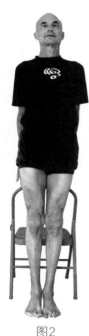

图2

变体2　椅子在体前

　　将椅子放在身前有助于上
提胸廓,检查身体的横向正位。

　　椅子的支撑虽然不明显,
但仍然有助于身体保持正位稳
定,使身体两侧保持均衡(图1、
图2)。

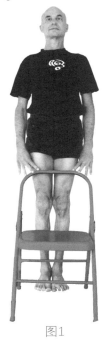

图1

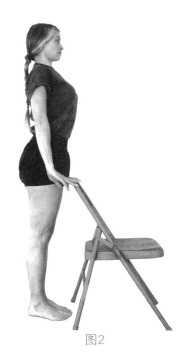

图2

脚趾上提可以拉长小腿肌肉和跟腱（图1）。这对于慢跑者和自行车骑行者来说特别有用，慢跑和骑行往往会缩短这些肌肉。伸展和按摩这些肌肉很重要，因为如果小腿肌肉扩张，就表明静脉血液出现了淤积，血液循环变缓。

☼ 变体3也可以用在手臂上举式（Ūrdhva Hastāsana）中（图2）。

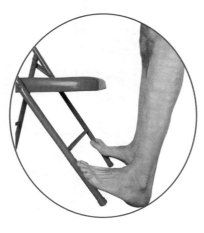

图1

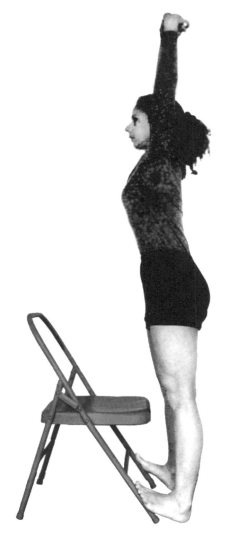

图2

1.2 下犬式（Adho Mukha Śvānāsana）

在下犬式（Adho Mukha Śvānāsana）中，提高手掌支撑的位置，有助于将体重转移到腿部，从而可以在体式中保持较长时间。这样，即使是初学者也可以练习这个重要的体式，学会调动双腿，延展躯干，打开胸廓等。

变体1　提高手掌的位置

下面的序列展示进入体式的三个阶段，使用椅子来提高双手的位置，并给双手提供支撑。

⚠警告

椅子也可如图 2 所示放置。但进入体式前，要确保椅子稳定，不能折叠。

手掌放在椅座上

提高双手的位置，对于身体僵紧或手臂力量较弱的练习者非常有用。它有助于将身体的重量从双臂转移到双腿。

〉椅背靠墙，放好椅子。

〉手掌放在椅座上，脚往后退，进入体式（图1）。

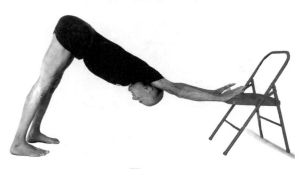

图1

手掌放在横档上

› 现在转动椅子，使其正面朝着墙。将双手掌根抵住椅子后横档。

› 展开手掌，手指分开（图2）。

手掌放在地面上

› 如果可能，双手进一步向下，将手掌放在地面上。

› 双手虎口分别抵住椅腿。

› 双手手指充分展开，虎口推顶椅腿（图3）。

⚠ 警告

在第二阶段，施加在椅子上的力量可能导致椅子折叠。为防止这种情况出现，应将椅座正面靠墙放置。这样，手推椅子时椅子会滑动折叠少许，但将被墙挡住，椅子就不会继续折叠了。练习者则可以安全地抵住椅子进行练习。

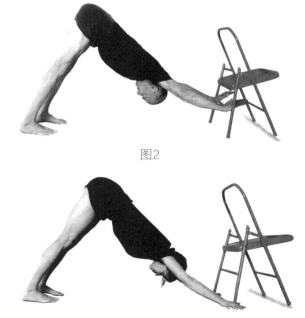

图2

图3

椅子也可以翻转过来，支撑手掌或双脚。

支撑手掌

> 翻转椅子，椅背靠墙。

> 手掌放在椅座背面（或握住椅腿）（图1、图2）。

> 双脚向后走，进入体式。

建议肩带宽的练习者不要用手掌推椅座，而要用手握住椅腿。这有助于从内向外旋转手臂（肱三头肌靠近身体中心线，肱二头肌远离身体中心线）。

手掌推斜面，有助于上提前臂，收紧肘部。另外，前臂和肘部会得到椅腿的支撑。这样做手臂可以非常放松，对于那些手肘超伸的练习者来说是一个福音。

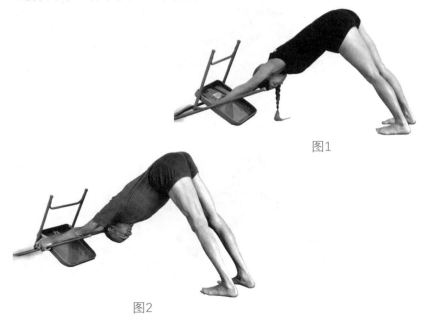

图1

图2

支撑双脚

也可以将双脚放在倾斜的椅座上。

将双脚放在更高处，有助于坐骨上提，让骨盆带的觉知变得更加敏锐。脚跟下压，使双腿得到充分伸展（图4）。

后文将介绍更多翻转椅子的使用方法。

☼ 俯英雄式（Adho Mukha Vīrāsana）可以用同样的方式放置椅子来辅助练习（图3）。

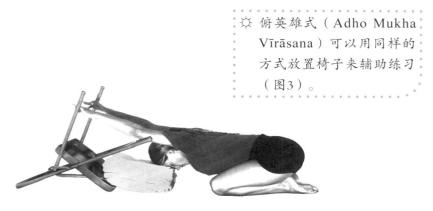

图3

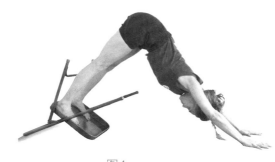

图4

变体3　倚靠椅子

在这个变体中，躯干的前侧靠在椅子上。脚跟上提、抵墙（图1）。

这个变体对于释放和伸展背部来说非常有用。特别是在后弯练习之后，能使整个身体都得到休息和伸展，使腹部横向扩展，并收向下背部。

建议在椅背上和椅座上放置毯子。毯子可以让身体在这些接触点感觉柔软、舒适。

如果需要，可以用瑜伽砖（以下简称"砖"）来支撑双手和/或双脚（图2）。

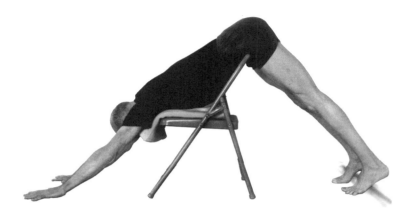

图1

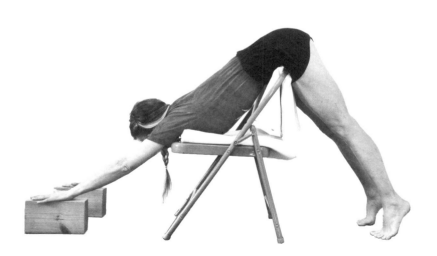

图2

1.3 半站立前屈式（Ardha Uttānāsana）

半站立前屈式（Ardha Uttānāsana）可以为站立前屈式（Uttānāsana）和下犬式（Adho Mukha Śvānāsana）做准备。初学者往往很难从骨盆开始前屈，而会从腰部开始前屈。建议在尝试完全站立前屈之前先练习这个体式。从腰部开始前屈，腰椎会被挤压，这很危险，因此，使用椅子很有必要。

变体1　手腕外侧放在椅背上

〉站立，与椅子保持适当距离。双臂上举，进入手臂上举式（Ūrdhva Hastāsana），然后躯干向前弯曲。将手腕外侧放在椅背上，掌心相对。大腿前侧向后收，躯干向前伸展 （图1）。

这种简单的变体有助于上提足弓和髌骨，打开膝窝，大腿上端内旋，等等，从而使腿部得到训练。也有助于伸展背部，使其凹陷。

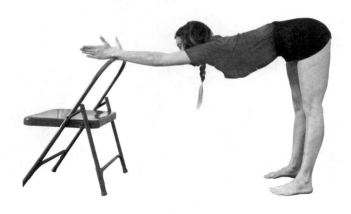

图1

变体2　下颌放在椅背上

下颌上提和支撑，有助于背部凹陷，让脊柱前侧和颈部得到进一步延展。

注意，在颈部拱起之前，脊椎一定要向前伸展、凹陷，斜方肌远离颈部。这样可以避免颈椎受到挤压（图2）。

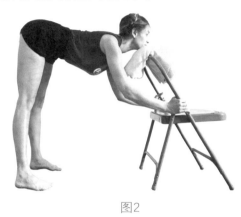

图2

变体3　额头放在抱枕上

额头放在柔软的支撑物上，可以使头脑得到深度放松（图3）。

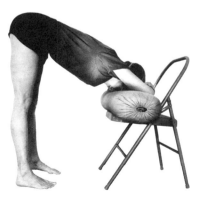

图3

> 面向椅背站立,两腿分开,直到前腹股沟和椅背同高(毯子起到衬垫作用)。

> 前屈,利用靠背的支撑向前伸展躯干(图1)。

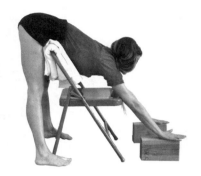

图1

> 头部向下,将额头放在椅座上。可以舒适地握住椅腿,放松(图2)。

身材高大的人双腿应该分得更开,类似于双角式(Prasārita Pādōttānāsana)(图3)。

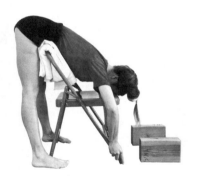

图2

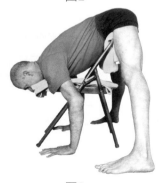

图3

变体5 开 肩

一名辅助者可以提供牵引力，使练习者的双肩进一步打开。

> 辅助者坐在椅子上。练习者身体前屈，进入半站立前屈式（Ardha Uttānāsana），肩膀放在辅助者的大腿上，在背后伸展双臂，双手十指交扣勾住辅助者的颈部。

> 辅助者轻柔地把练习者的肩胛骨向内（向地面的方向）推，同时将上背部的皮肤推向中背部，身体向后倾斜使练习者肩部得到牵引（图1）。

⚠ **警告**

与所有的辅助练习一样，辅助者应该保持敏感、警觉，不要过度拉伸练习者。

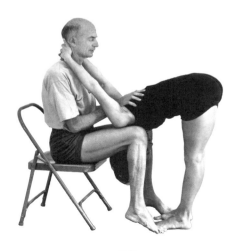

图1

1.4 站立前屈式（Uttānāsana）

这个体式使整个身体后侧得到强烈伸展。椅子可用来放松、延长体式的保持时间。

变体1 头部放在椅座上

额头或头顶放在椅座上，
可使头脑和眼睛得到深度放松
（图1）。

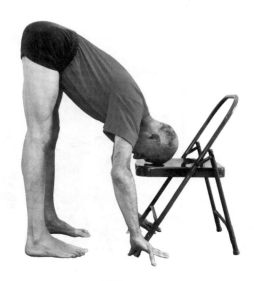

图1

变体2　肩带靠在椅座上

　　这个变体对柔韧性要求更高。

　　〉 站在椅前，进入站立前屈式（Uttānāsana），肩带后侧抵靠椅座边缘（图1、图2）。

　　椅座对颈部产生的轻微压力可以放松颈部肌肉。

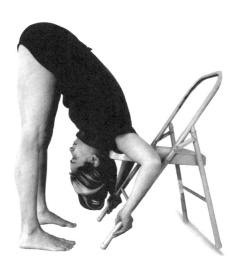

图1

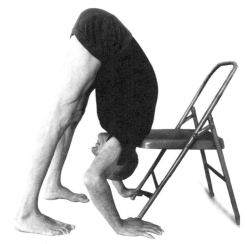

图2

> 把椅子折叠起来，椅背抵靠前腹股沟。通过调整椅子的倾斜度，来获得理想的高度。

> 身体前屈，握住椅腿，背部凹陷，目视前方（图1）。

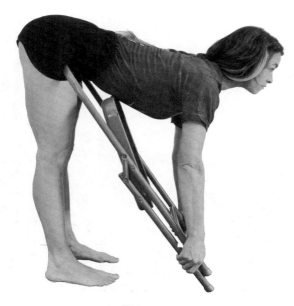

图1

> 呼气,进入最终体式(图2)。

大腿前侧与椅背的接触有助于保持腹股沟的高度,在骨盆区域创造空间,保持体式的横向对称。

身材高大的练习者椅子的角度应更陡一些(图3)。

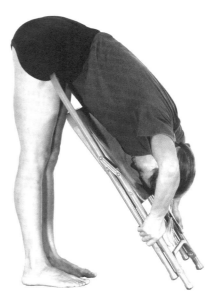

图2

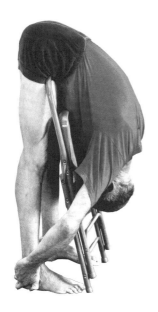

图3

变体4 站在椅座上

这个变体让伸展更为强烈。

〉 椅座朝前，站在椅座上。脚趾伸出椅座边缘，放松脚趾。双腿分开与骨盆同宽。

〉 身体向前弯曲，双手握住椅座或椅子的前腿。

〉 使用双臂拉伸，进一步伸展身体后侧（图1）。

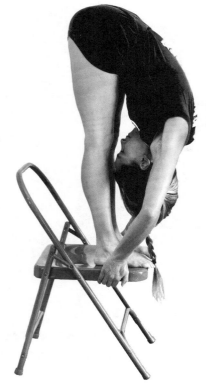

图1

椅子为双手提供了抓握之处，使双臂能更有效地带动身体后侧的伸展（图2）。

练习者站在高处时，可能会产生跌落的恐惧感。这个变体有助于克服这种恐惧，培养练习者的平衡、稳定能力，并提高其信心。

☼ 下面的例子展示在若干站立体式中椅子的应用。它可以提供支撑和稳定性，使练习者能够在体式中保持更长时间，并更多地关注体式里更精微的细节。身体僵紧的练习者因此能够享受这些体式。

☼ 一般来说，椅子有三种使用方式：体后、体前、翻转。

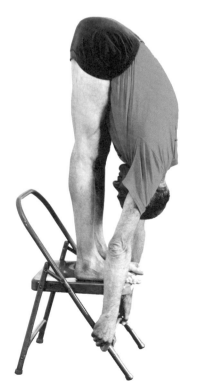

图2

1.5　三角伸展式（Utthita Trikoṇāsana）

三角伸展式（Utthita Trikoṇāsana）是一个基础的站立体式。椅子有助于练习者找到体式的精确正位，保持时间更长，耗费力气更少。

变体1　椅子在体后

使用椅子做右侧：

〉 将椅子放在体后右侧，椅座朝后（椅背靠近练习者）。

〉 右腿向外转动，左手在背后握住椅背（图1）。

〉 弯曲身体，进入体式，右手放在椅座上（图2）。

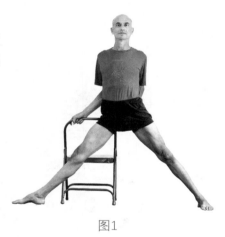

图1

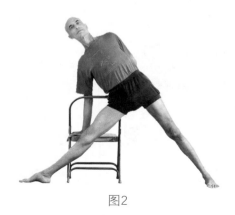

图2

﹥ 利用左手在椅背上的抓握力，打开胸廓并向上转动。

﹥ 如果可能的话，上肢继续向下，右手抓住椅腿或靠近地面的横档（图3、图4）。

椅子置于体后的变体有助于肩膀向后移——特别是后腿一侧的肩，也有助于胸廓向上转动。

辅助者可以为练习者的脊柱和颈部提供牵引力（图5）。

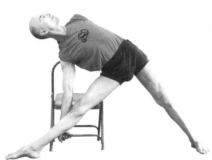

图3

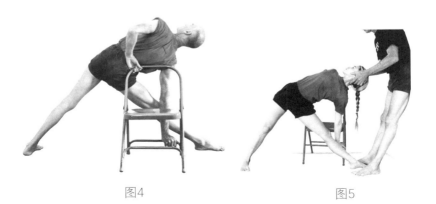

图4

图5

这个变体有助于手无法触及前腿脚踝的练习者。

椅子为体式提供支撑，使体式稳定，有助于骨盆展宽、胸廓向上转动。

使用椅子做左侧：

〉椅子放在体前，椅子左边与左腿对齐。

〉左腿向外转动。

〉进入体式，左手放在椅座上，右手握住椅背。右手推椅背，转动胸廓（图1）。

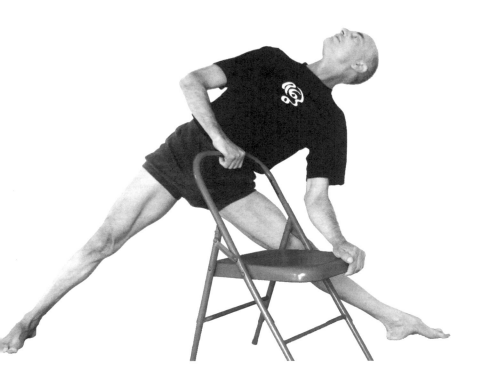

图1

前脚获得倾斜的支撑，激活前腿，有助于将体重转移到后腿。这个变体对于前腿的脚踝、膝盖和髋关节来说是很好的锻炼。它强化了膝盖，帮助股骨（大腿骨）头移动并落入骨盆带的髋臼里。

椅子的横档支撑手部，表现在两个层面上：较高的横档辅助进入体式，较低的横档辅助深入体式。

翻转椅子，用倾斜的椅座底部支撑前脚。

使用椅子做右侧：

〉翻转椅子（椅腿向上），椅背抵墙。

〉右腿外转，脚放在翻转的椅座上（图1）。

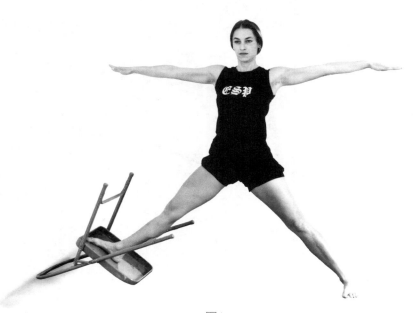

图1

> 进入体式，握住较高的横档（图2）。掌心可以向外。这有助于肩向后旋、胸部向上转。

> 如果可能，上肢进一步往下伸，右手握住紧靠右腿下方的横档（图3）。

图3的后视图如图4所示。

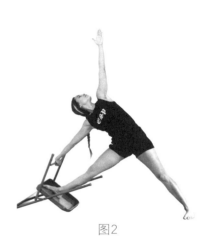

图2

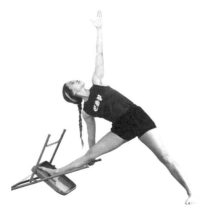

图3

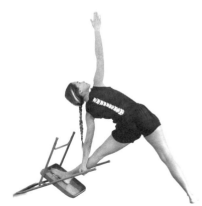

图4

变体4　脚放在椅座上

　　将前脚放在更高的位置会增强前一个变体的功效。

　　这个变体进一步减轻了前腿的负担。脚后跟从椅座边缘得到的压力会激活前腿的脚、膝盖和髋部。膝盖在没有过度负重的情况下被激活，股骨头更好地被拉入髋关节窝。后腿（图中右腿）变得结实而稳定。

　　用椅子做左侧：

　　〉将椅背靠墙。

　　〉左脚跟中部抵靠椅座边缘，侧屈进入体式（图1）。

☼ 同样的前脚摆位也适用于其他站立体式。请在加强侧伸展式（Pārśvottānāsana）、三角扭转伸展式（Parivṛtta Trikoṇāsana）、战士二式（Vīrabhadrāsana Ⅱ）、侧角伸展式（Utthita Pārśvakoṇāsana）、侧角扭转伸展式（Parivṛtta Pārśvakoṇāsana）中尝试。

☼ 本书只展示了在三角扭转伸展式（Parivṛtta Trikoṇāsana）中的应用。

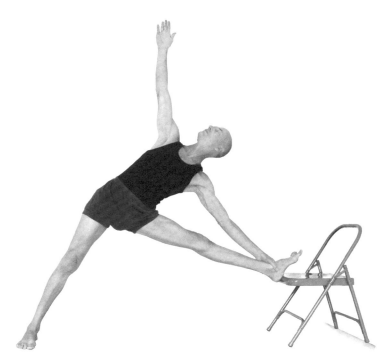

图1

1.6　战士二式（Vīrabhadrāsana Ⅱ）

这是一个强烈的体式，可以很好地伸展双腿内侧和腹股沟。

变体1　臀部坐在椅座上

在这个变体中，椅子用于支撑前腿的臀部。

使用椅子做右侧：

> 将椅子放在体前，椅座前缘与右腿对齐。

> 右腿外转，将椅子拉到两腿之间（图1）。

> 弯曲右腿，用椅座支撑右臀。（屈腿时，必须把椅子向右移一点）。

> 左腿保持充分伸展。

> 手握椅背，用双臂将胸廓从右向左转动并且上提（图2）。

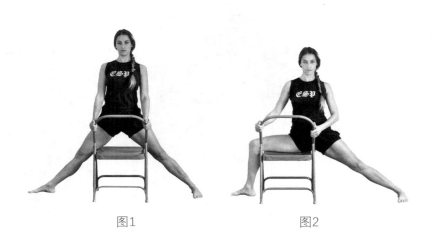

图1　　　　　　　　图2

椅子也可放在体后。这有助于双肩向后旋转（图3）。

> 如果椅子低于右膝盖底部，则在椅座上放置一条折叠的毯子或一块泡沫砖（图4）。

椅子减轻了右腿的负担。这使得练习者可以更加轻松地保持体式，从而可以完成体式的细节，例如：让左腿伸展并向后移；右膝外旋，确保弯曲到90°；扩宽骨盆；上提下腹部；胸廓从右向左转动。

椅座放在两大腿之间，有助于分开双腿，打开腹股沟。

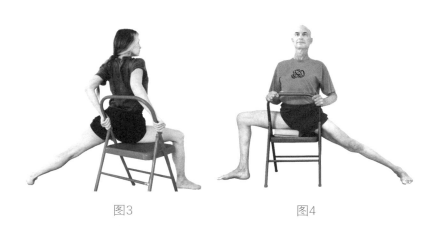

图3   图4

变体2　脚放在翻转的椅子上

　　在这个变体中，椅子翻转，前脚抬起，放在椅座倾斜的表面上（图1）。

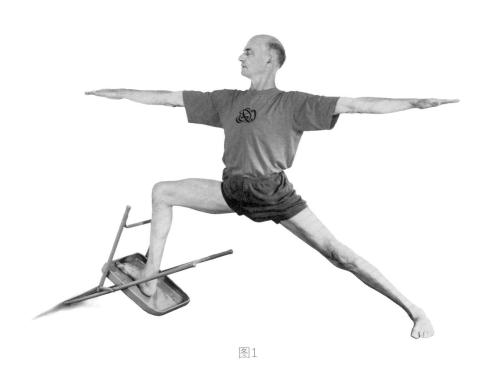

图1

1.7　侧角伸展式（Utthita Pārśvakoṇāsana）

变体1　臀部坐在椅座上

　　如同战士二式（Vīrabhadrāsana
Ⅱ），椅子可以用来支撑前腿的
臀部，在这里可以产生相似的效
果：减轻负荷，使练习者专注于
伸展。

　　椅子放在身体前面，手握椅
背，有助于胸廓向上旋转（图1）。

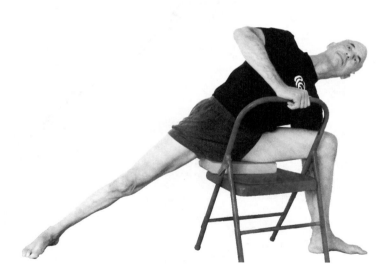

图1

椅子放在身体后面，上方手握住椅子，有助于向后旋转上方肩膀（图2和图3中的左肩）。同时也有助于胸廓向上旋转。

另一个做法是把椅子转过来，把前腿放到椅背下方。

在右侧做体式时（图4），椅子支撑右侧腋窝，有助于保持右侧腰的延展（在此体式中，右侧腰往往会缩短）。

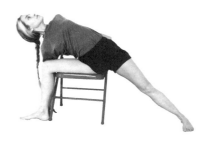

图2

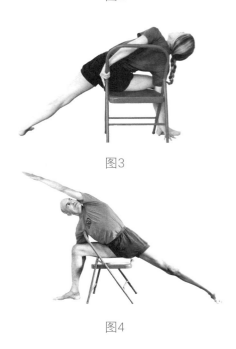

图3

图4

　　在这个变体中，椅子翻转，
前脚抬起，放在倾斜的椅座背
面（图1、图2）。

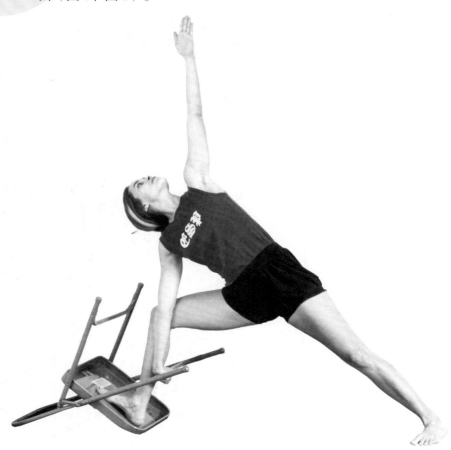

图1

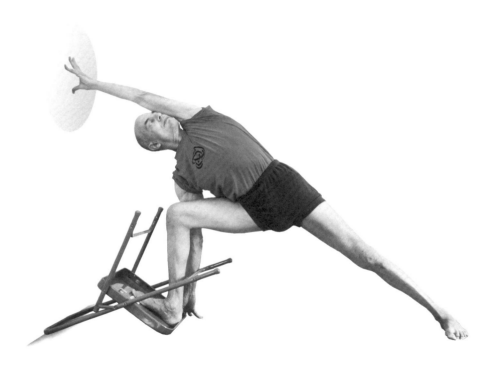

图2

1.8　战士一式（Vīrabhadrāsana Ⅰ）

这是一个具有挑战性的体式，需要兼具柔韧与力量。椅子可以用来支撑前腿的臀部，让体式变得轻松一些，在体式中停留更长时间，从而专注于后腿。

变体1　臀部坐在椅座上

使用椅子做右侧。

〉 面对椅子站立，右腿伸到椅背下方。

〉 右腿弯曲90°，右臀放在椅子上（图1）。

〉 左脚跟抬起，左腿及左臀远离尾骨，左前腹股沟向前移动触碰椅座（图2）。

如果需要，可将折叠的毯子或泡沫块放在椅座上来调整高度（图3）。

做左侧时，体式侧视图如图2所示。

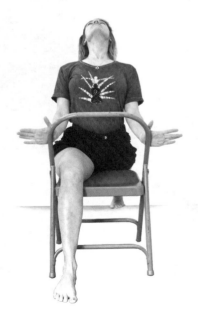

图1

握住椅背有助于上提胸廓，使其精确正位，即胸廓应在骨盆正上方，并朝向前方。上提胸廓有助于从耻骨开始上提整个躯干。

后腿脚跟推墙，有助于将骨盆转向前方，并保持后腿的伸展。随着练习的精进，前腹股沟会拉长，有助于完成这个相当困难的动作。

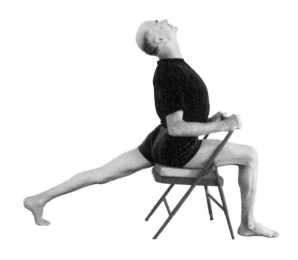

图2

图3

椅子仅用于支撑双手。

〉 椅子放在体前，椅背正对自己。

〉 屈腿进入体式，握住椅背（图1）。

为了让左腿进一步内转，脚跟抵墙。

这个变体更接近最终体式；手握椅背有助于提起、转动胸廓，使双肩向后旋。

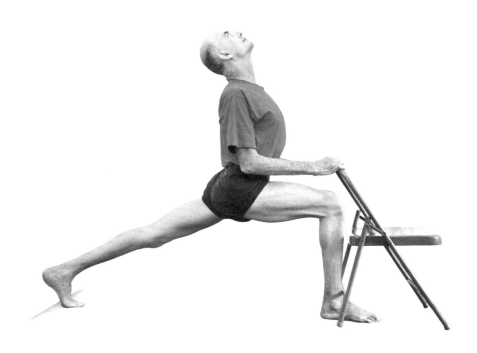

图1

1.9 半月式（Ardha Candrāsana）

半月式（Ardha Candrāsana）是一个具有诸多益处的平衡体式。它培养练习者的平衡和力量，有助于保持髋关节健康，创造骨盆空间（这是经期和孕期女性的福音）。使用椅子，可以保持体式要求的平衡，实现精确的正位，并在体式中保持更长时间。

变体1　椅子放体前

　　将椅子放置在身体前方能够提供支撑和参考平面，这有助于保持体式的平衡，也有助于胸廓向上旋转（图1）。

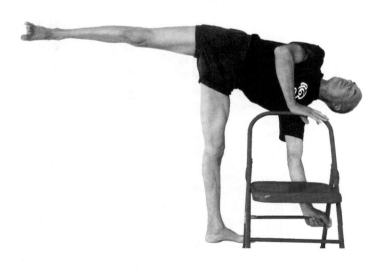

图1

变体2 椅子放体后

使用椅子做左侧：

〉 将椅子放在身体后，与
左腿对齐，左髋倚靠椅背。

〉 弯曲左腿（站立腿），
左手握住椅子的后横档（如果
横档太低，则握住椅腿）。

〉 上抬并伸展右腿，同时
伸直左腿。

〉 右手向后摆动，在背后
抓住椅背（图1）。

图2为右侧做体式时的后
视图。这个变体使练习者拥有
精确正位的良好感觉，并为下
方肩膀提供支撑（图1中是左
肩）。对上方手臂（图1中是右臂）
的支撑有助于同侧肩膀的打开
和胸廓的转动。

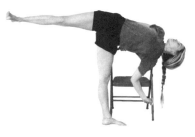

图1

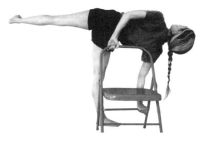

图2

1.10 三角扭转伸展式（Parivṛtta Trikoṇāsana）

这个体式要求练习者具有柔韧性、平衡性、稳定性和对空间的方向感。

变体1　面向椅子扭转

使用椅子做左侧：

〉 分开双腿，将椅子放在身后，靠近左腿，椅背朝向背部。

〉 双腿向左转。扭转躯干，将身体向左伸展，直到胸廓朝向椅子。

〉 用右手抓住椅子后方靠下的横档或椅腿（如果手无法到达这个位置，只需将手掌放在椅座上），同时用左手握住椅背并向前推（图1）。

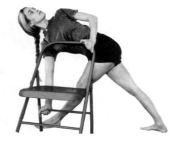

图1

〉 随着每次呼气，以椅子为支撑来增加扭转，左手可以叉腰（图2），也可以像最终体式中一样，向上伸展。

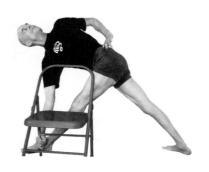

图2

图3为从头部看的体式图。

在这个变体中，椅子为扭转提供了一个支点，并有助于保持平衡。当手难以够到地面时，椅子可以为手提供支撑。

注意，一定要把椅子放在身后，然后开始做体式，以便在扭转之后面对椅子。

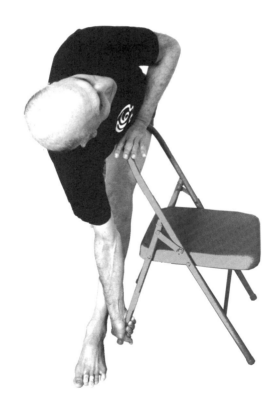

图3

在这个变体中，将椅子翻转，前脚放在椅子的倾斜面上。

此变体对三角扭转伸展式（Parivṛtta Trikoṇāsana）特别有效，因为它为下臂提供了各种支撑点。

本书 1.5 节"三角伸展式（Utthita Trikoṇāsana）"中阐释了在这个变体中如何使用椅子及其效果。

练习者可以抓握椅子横档（图 1），或者在任何高度上抓握椅腿。逐渐地，手的位置变低，便可以抓握位置更低的椅腿（椅子前腿）（图 2）。

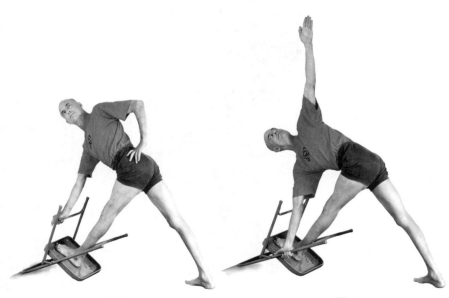

图1　　　　　　　　　　　图2

前脚甚至还可以放得更高，即放到椅座上（图1）。

在本书1.5节"三角伸展式（Utthita Trikoṇāsana）"中展示过类似的变体。在这里，这个变体甚至更加有用，因为它把体重转移到了后腿的脚跟——体式中的这个动作颇具挑战性。

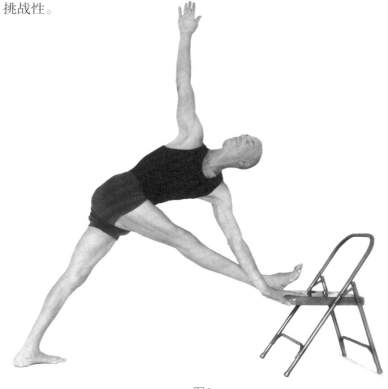

图1

1.11 扭转半月式（Parivṛtta Ardha Candrāsana）

在这个体式中，可以将椅子放在身体前面，也可以放在后面。

要在身后使用椅子，需要先把椅子放在身前，然后扭转身体，从背后抓住椅子。

使用椅子做左侧：

〉分开双腿，将椅子放在身前，椅背与左腿对齐。

〉右腿向后、向上抬起，同时躯干向前、向下、向左转，进入左侧体式。

〉右手抓住椅子横档，左手和左肩向后摆动，抓住身体后面的椅背。

〉右脚可蹬墙，增加平衡，为上方腿提供拮抗力（图1）。

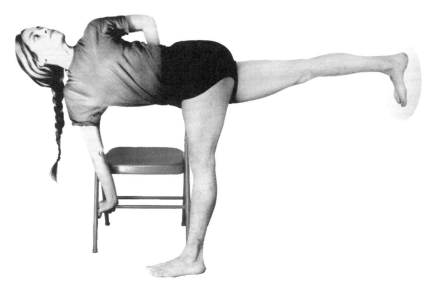

图1

1.12 侧角扭转伸展式（Parivṛtta Pārśvakoṇāsana）

这是高级的扭转体式。椅子为扭转提供稳定的支点，有助于做好准备，进入最终体式。

变体1 朝向椅子的扭转

在这个变体中，弯曲的腿放在椅座上，因此，保持体式需要付出的努力得以减少，且该侧腿部得以稳定。

使用椅子做左侧：

> 站立，右腿靠近墙壁。分开双腿，将椅子放在身后，靠近左腿，椅背远离身体。

> 左腿弯曲至90°，左臀落到椅子上。

如果身材高大，请如图1所示，在椅子上放置折叠的毯子或泡沫砖。

> 转动右腿，脚跟抬起、抵墙。躯干从右向左扭转，直到胸廓朝向椅背。

>右侧腋窝移向左膝，屈肘，抓握椅背。

> 左手从上方抓住椅背，然后向前推椅背。

> 随着每次呼气，使用椅子的支撑来增加扭转（图1、图2）。

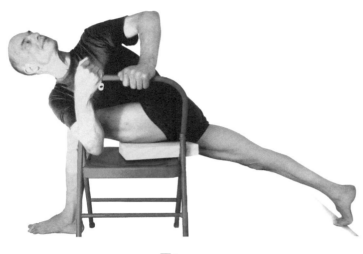

图1

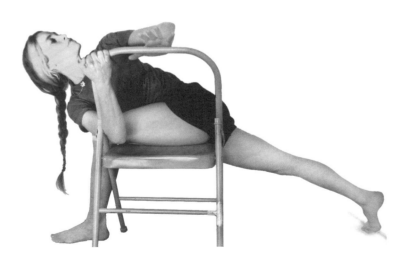

图2

变体2　脚放在翻转的椅子上

　　在这个变体中，椅子翻转，前脚升高放在倾斜的椅座上。

　　手握椅腿或者前臂抵靠椅腿，脚放在倾斜的椅座上，用力下压，有助于锚定手臂进行扭转。从而使练习者在这个具有挑战性的体式中，保持稳定，增大活动幅度（图1）。

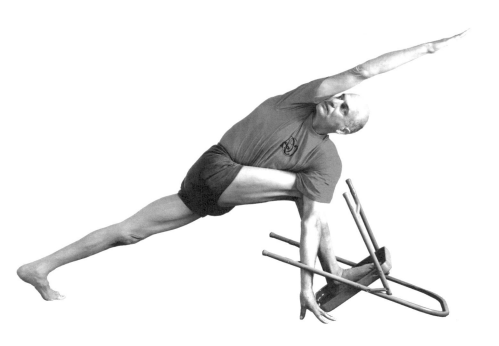

图1

1.13 战士三式（Vīrabhadrāsana Ⅲ）

战士三式可能是在力量和稳定性方面最具挑战性的体式。对于大多数初学者来说，在双手没有支撑的情况下，保持体式的精确正位是相当困难的。

变体1 手腕外侧放在椅背上

使用椅子做右侧：

〉 把椅子放在身前距离适当的位置，椅背朝向练习者。前屈,进入半站立前屈式（Ardha Uttānāsana）， 手腕外侧置于椅背上。如果髋部高于椅背，则在椅背上放置一条折叠的毯子或将椅子放在砖上来增加其高度。

〉 在这个阶段，双腿垂直于地面，躯干和手臂形成一条笔直的水平线。

〉 抬起左腿直到水平，向后伸展，重心保持在站立的脚跟前沿。左脚可以蹬墙，以增强伸展，获得进一步的支撑。

〉 手腕下压向椅背，使肩胛下沉到身体中，同时上提手臂内侧和肘部（图1）。

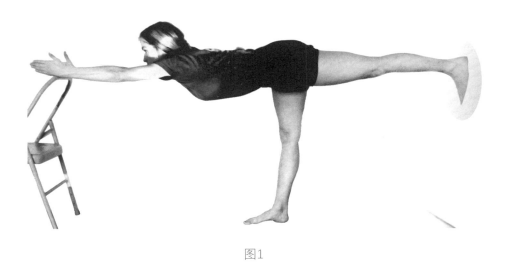

图1

椅背也可以用另一种有趣的方式支撑双手。

右腿站立，做体式：

〉 站在椅子上，面向椅背。

〉 前屈，进入半站立前屈式（Ardha Uttānāsana），手握椅背。为了让双肩更多地外旋，可以如图 1 所示双手外转。

〉 大腿前侧向后推，躯干向前延展。目视前方。

〉 左腿上抬，直到与地面平行。

〉 左腿向后延展，躯干保持向前延展（图 2）。

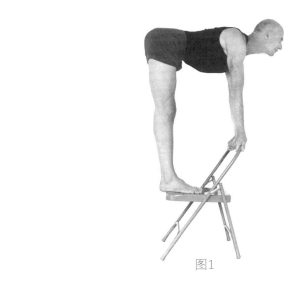

图1

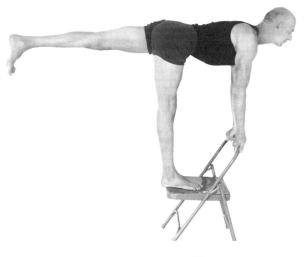

图2

1.14 加强侧伸展式（Pārśvottānāsana）

在这个体式中，椅子可以用于支撑和检查骨盆的正位。

变体1 椅子支撑

利用椅子的支撑获得稳定，以体会腿部的工作和骨盆的转动。初学者可能会发现很难做到在向前弯曲的同时，将手放在地面上；椅子的支撑有助于保持体式。手能够触及地面的练习者仍然可以通过这个变体来改善骨盆的旋转。

使用椅子做右侧：

〉椅子放在身前。左腿向后退。

〉吸气，向上伸展手臂，然后呼气、前屈。

〉手腕外侧放在椅背上。目视前方，背部凹陷（图1）。

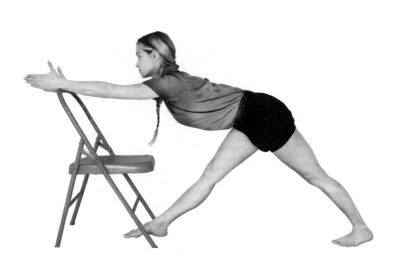

图1

＞ 进一步前屈，额头降低直到放在椅座上（图 2）。

椅座上可以放置一个抱枕，起到缓冲和放松的作用（图 3）。

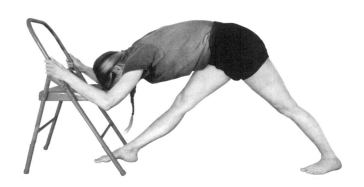

图2

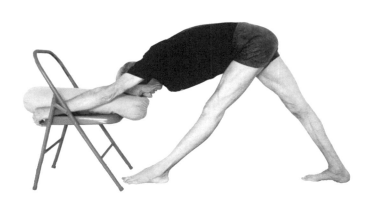

图3

在这个变体中，椅子抵靠前腹股沟，让练习者能够检查骨盆是否充分旋转。另外，有助于在前屈时左、右腹股沟的高度保持一致。

使用椅子做左侧：

> 折叠椅子，椅座朝上，手握椅子，放在身前。右腿向后退。

> 椅背抵靠前腹股沟。确保右腹股沟与左腹股沟同样接触椅背。

> 身体进入半前屈，手握椅腿。背部凹陷，目视前方（图1）。

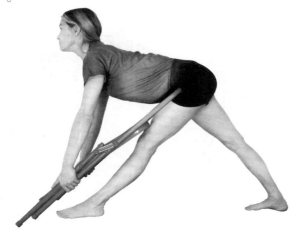

图1

〉 呼气，进一步前屈，额头放在椅子上。右髋持续向前旋转，接触到椅背（图2）。

椅座上可以放置一个抱枕，起到缓冲和放松的作用（图3）。

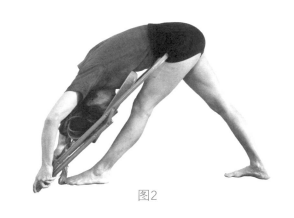

图2

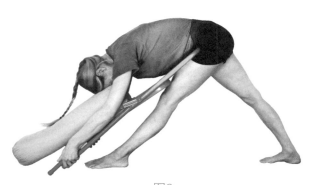

图3

变体3 脚放在翻转的椅子上

在这个变体中，将椅子翻转，抬起前脚，放在倾斜的椅子上。

使用椅子做右侧：

> 翻转椅子，椅腿向上。如果椅子滑动，就将椅背抵墙。

> 站在椅子前面。右腿向前迈，右脚放在椅座（背面）上。

> 吸气，手臂上举，躯干伸展。

> 呼气，前屈，双手压住椅子后腿。

> 背部凹陷，目视前方 （图1）。

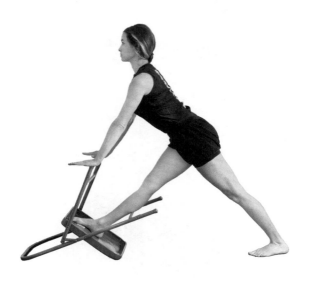

图1

椅子有助于在练习中（背部凹陷）保持体式（图2）。

这个阶段对于学习如何伸展脊柱很重要。

如前所述，将脚放置在斜面上可以改善前腿的练习情况。

〉 呼气，进一步前屈，抓住椅子前腿。目视前方，伸展脊柱前侧（图2）。

〉 进一步前屈、向前伸展，额头放低，直抵胫骨（图3）。

⚠ 警告

　孕期或生理期的女性只应练到如图2所示程度，不要深入前屈。椅子的支撑使练习者能够在此阶段停留，同时保持腹部长、宽、软。

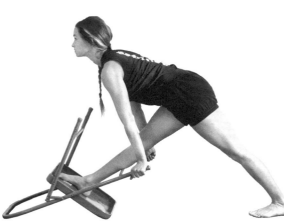

图2

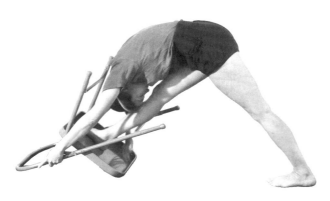

图3

1.15 双角一式（Prasārita Pādōttānāsana Ⅰ）

练习这个体式的一个好方法是让双腿后侧抵住墙面。这个方法可以让双腿保持正位（坐骨和脚跟在同一垂直平面上对齐），并激活大腿前侧。

用墙辅助练习时，练习者往往会向前倾斜，椅子支撑双手可以预防这种情况的发生。椅子还有助于拉长身体前侧、凹陷背部，有助于练习上提髋骨，将大腿前侧平推至墙壁。

› 椅子放在离墙1米的位置，椅座朝墙。

› 站立，身体后侧靠墙。前屈。

› 掌心放在椅座上。如果可能，进一步前屈，直到前臂碰到椅座。

› 大腿前侧向后推向墙壁。躯干向前伸展，背部凹陷，目视前方（图1）。

为了让体式保持时间更长、更轻松，可以在椅子上放置一个抱枕，以支撑前额。这个变体对孕期或生理期的女性来说非常有帮助（图2）。

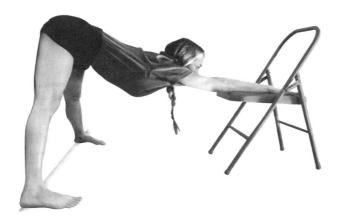

图1

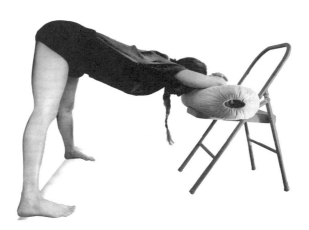

图2

1.16 单腿站立伸展二式（Utthita Hasta Pādānguṣṭhāsana Ⅱ）

在椅子的辅助下，背部靠墙，让每位练习者都可以练习这个高级体式。这个体式可以打开骨盆，展宽腹部，可为三角伸展式（Utthita Trikoṇāsana）和半月式（Ardha Candrāsana）做准备。

使用椅子做左侧：

〉背部靠墙站立，椅子放在身体左侧，椅座朝向练习者。在椅背上放一张防滑的瑜伽垫。

〉弯曲左腿，左脚放在椅座上。左膝外旋（朝向墙壁），左臀内收（远离墙壁）。伸展右腿，右大腿前侧推向墙壁（图1）。

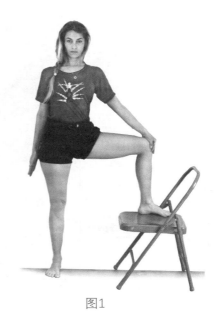

图1

〉 用一条瑜伽带套在左脚上，伸直左腿，脚跟放在铺有瑜伽垫的椅背上（图2）。

在椅子的支撑下保持体式，让练习者得以觉察它的微妙细节。例如：伸展腿部，左臀内收，站立腿和躯干保持山式（Tāḍāsana）动作。

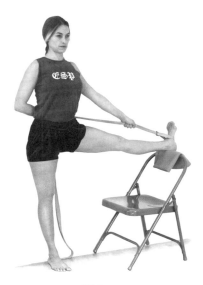

图2

1.17 单腿站立伸展一式（Utthita Hasta Pādānguṣṭhāsana Ⅰ）

在这个体式中,椅子放在练习者的面前,以支撑抬起的腿。用瑜伽带拉住脚。

确保骨盆左右两侧正位（高度相同,与椅子距离相同）（图1）。

如果可能的话，躯干向前伸展，握住椅背，拽住它使躯干贴向抬起的腿（图2）。

要练习最终体式，请参见《瑜伽之光》，图23。

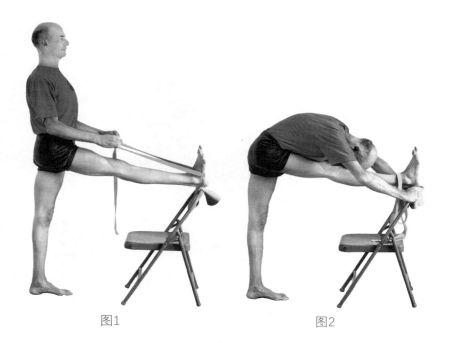

图1   图2

1.18 幻椅式（Utkaṭāsana）

在《瑜伽之光》中，B.K.S.艾扬格大师这样写道："Utkaṭā的意思是强大、猛烈和失衡，这个体式如同坐在一把幻想的椅子上。"不过，也可以使用真正的椅子来帮助练习者在体式中深度前屈，并保持更长时间。

这个体式可以强化股四头肌，因此对膝盖的健康很重要。椅子有助于觉察进出体式动作的准确性；也有助于在体式中保持更长的时间。

> 山式（Tāḍāsana）站立，椅子放在身后。

> 双臂举起，进入手臂上举式（Ūrdhva Hastāsana）或上举祈祷式（Ūrdhva Namaskārāsana）。

> 双腿微屈，臀部肌肉下拉内旋。进一步缓慢弯曲双腿，直至轻轻地坐到椅子上（图1）。

> 进行几次呼吸，同时保持双臂和躯干的伸展，然后缓慢伸直膝盖，回到手臂上举式（Ūrdhva Hastāsana）。

> 重复几次。

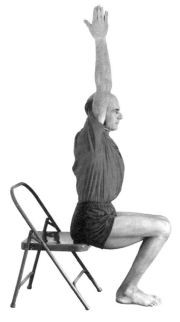

图1

1.19 鸟王式（Garuḍāsana）

这个体式的挑战在于双腿缠绕而不失平衡。坐在椅子上有助于掌握这一点。

> 坐在椅子上，双腿和双臂缠绕（图1）。

> 一旦可以坐在椅子上做体式，就试着让臀部离开椅座，在臀部没有支撑的情况下保持体式。

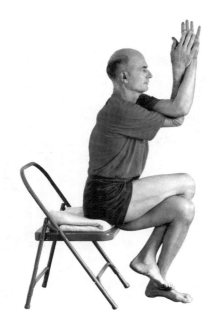

图1

1.20　侧板式（Vasiṣṭhāsana）

这是一个平衡体式（《瑜伽之光》，图398）；椅子有助于学习和保持这一体式，这样练习者就可以伸展和打开抬起的腿。

左腿上抬做这个体式：

〉椅座朝向练习者，身体右侧靠着椅子，椅座边缘支撑右髋。

〉右掌撑地，左臂向上伸展，进入体式第一阶段（图1）。

〉左手勾住左脚的大脚趾，左腿向上垂直伸展（图2），这是体式的第二阶段。

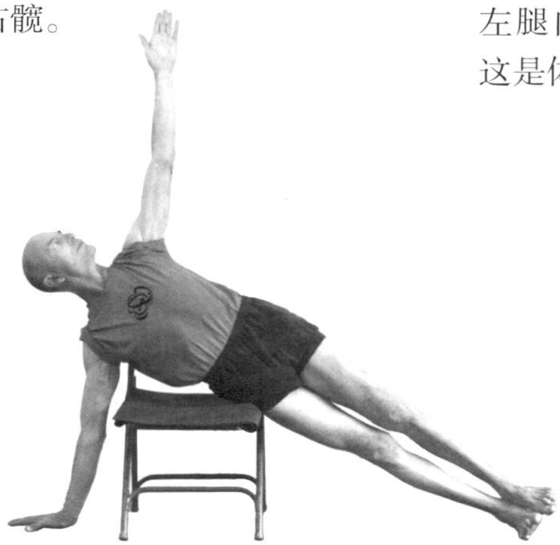

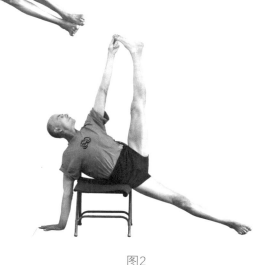

图1

图2

第二章 坐立体式

（Upaviṣṭha Sthiti）

在许多坐立体式中，椅子可以用来支撑背部。这有助于背部保持挺直、拉长、稳定；上提并打开胸廓；在体式中舒适地保持较长时间。

2.1　束角式（Baddha Koṇāsana）

变体1　支撑背部

从高高地坐在椅子上开始。这会使向上伸展脊柱、打开胸廓变得容易一些。

> 坐在椅子上，双脚并拢。

如果需要，在椅子下面放一条叠好的毯子，下来时支撑臀部。毯子应稍微向前放置 （图 1）。

> 双臀稍微向前移动，然后滑向地面。手掌推向椅座，以支撑背部、保持躯干的长度（图 2）。

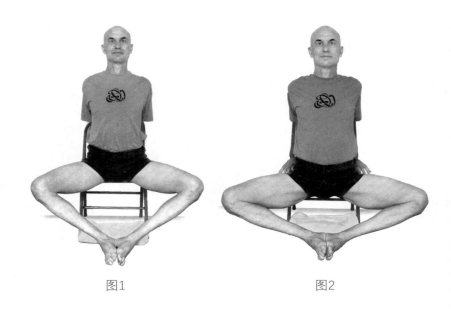

图1　　　　　　　　　　　　　图2

〉 最后，臀部稍微向后移动，坐在毯子上，椅座前缘支撑背部（图3、图4）。

如上所述，在许多坐立体式中，都可以用支撑物来帮助练习者坐得挺拔（在梵文中称为 Samāśrayī）。支撑物也可以用来帮助练习者躯干后弯，进一步上提并打开胸廓（这在梵文中称为 Upāśrayī）。

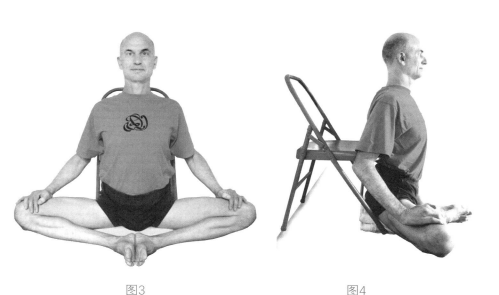

图3   图4

〉 为了让背部后弯，躯干略微抬起，手握椅背。在椅座上放置一两个抱枕来支撑头的后部。

〉 如果手抓不到椅背，则把瑜伽带在椅背上绕一圈，双手拽住瑜伽带（图5）。

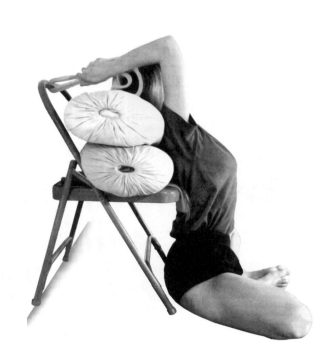

图5

辅助练习束角式（Baddha Koṇāsana）

腹股沟和大腿内侧灵活的人可以在辅助者的帮助下做进一步的打开练习。

辅助者坐在椅子上，双脚放在练习者的大腿上，轻轻下压、使其外旋。练习者双臂放在辅助者的大腿上，借助这个支撑力上提躯干（图6）。

⚠ **警告**

腹股沟的肌肉非常柔软，所以辅助者也应该非常柔和，要特别小心不要把太多的重量放在练习者的大腿上。

只有在熟悉这个体式，并对自己的极限有觉知时，才能做这个变体。

☼ 使用椅子作为背部支撑物的方法可以用于其他坐立体式，比如坐角式（Upaviṣṭa Koṇāsana）、手杖式（Daṇḍāsana）、英雄式（Vīrāsana）、简易坐式（Sukhāsana）、吉祥式（Svastikāsana）、莲花式（Padmāsana）。但是，在上述某些体式中，不可能像在束角式（Baddha Koṇāsana）中一样从椅子上滑下来。

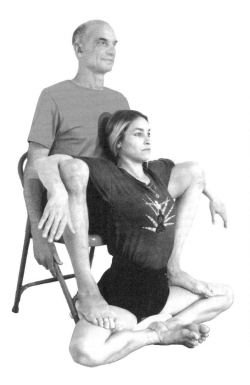

图6

变体2　手握椅子

　　在这个变体中，椅子有助于上提胸廓，也有助于带来稳定和静谧（图1）。

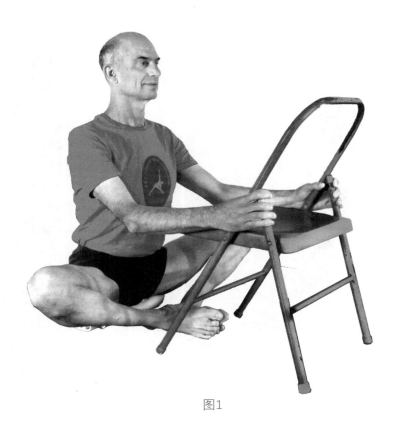

图1

变体3　瑜伽带环绕胸廓，砖抵胫骨

把瑜伽带环绕胸廓，扣在椅背上，有助于进一步打开胸廓，展开腹股沟。> 束角式（Baddha Koṇāsana）坐立，面朝椅背。在椅子上放置重物，或让辅助者坐在椅子上，可稳定椅子。

> 在两胫骨和椅腿之间分别放置一块砖。

> 将瑜伽带环扣松开，绕过中背部，套在椅背上，然后系紧环扣，调整长度，使瑜伽带能够支撑背部，让胸廓向前、向上移动。

> 如果可能，骨盆向前移动（靠近椅子）以进一步打开腹股沟和大腿（图1、图2）。

首先，瑜伽带的牵拉有助于打开胸廓，在腹腔和胸腔中创造空间；其次，砖的压力有助于扩展弯曲的双腿，并让它们进一步向后移。这些都是这个体式的基本动作。

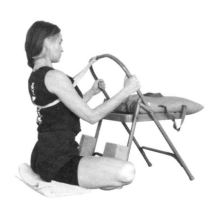

图1

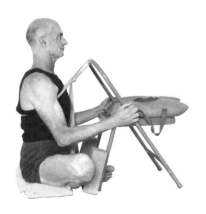

图2

2.2　坐角式（Upaviṣṭa Koṇāsana）

变体1　支撑背部

> 椅背靠墙，坐在椅子上，双腿大幅分开。

> 髋部稍微前移，然后开始向下滑动（图1）。（参见本书70～71页。）

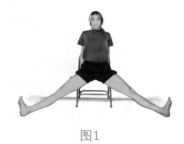

图1

> 最后，坐在地面上（或折叠的毯子上），倚靠在椅座上（图2）。

> 坐好后，上提身体并后弯，抓住椅背。（如果需要，可用瑜伽带辅助。）

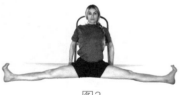

图2

为了在体式中保持更长的时间，可放置两个抱枕支撑头的后部（图3）。

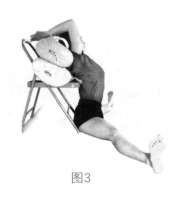

图3

变体2　手握椅子

　　椅子放在身前，手握椅子，
有助于上提胸廓，保持体式的
稳定（图1）。

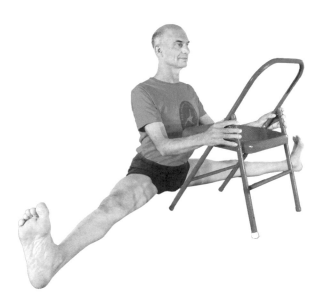

图1

2.3 手杖式（Daṇḍāsana）

在这个体式中，用双手来辅助胸廓上提。

如果需要，可以在两手掌
下方各垫一块砖（图 1），也可
以在椅座上放置两个抱枕，向
后倚依靠，双手后弯抓握椅背
（图 2）。

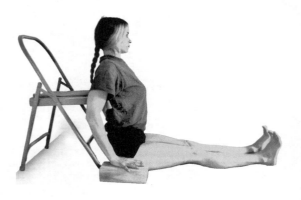

图1

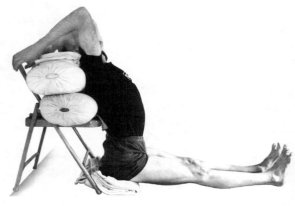

图2

2.4　英雄式（Vīrāsana）

与手杖式相同，也可以用双手来辅助胸廓上提。

如果需要，臀部下方可以垫一条折叠的毯子（图1、图2、图3）。

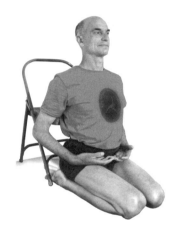

图1

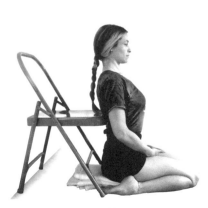

图2

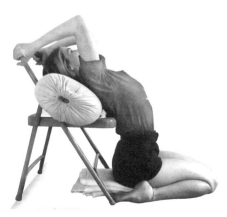

图3

2.5 椅子上的山式（Tāḍāsana）

坐在椅子上也可以学习和练习山式（Tāḍāsana）中上半身的动作。它特别适合不能站立的人，但所有练习者都可以由此学习如何伸展脊椎、打开胸廓，练习有意识地呼吸。

〉坐在椅子上，面朝椅背，双腿从椅背下方穿入。保持大腿平行于地面，胫骨垂直于地面，在膝盖处形成90°（图1）。

〉伸展手臂，尽可能向下抓住椅腿。调动双臂用力，观察其对肩胛骨和上背部的影响。

如果身材高大，请在椅座上放一条折叠的毯子（图2）；如果双脚不能触及地面，则在脚下放置适当的支撑物。

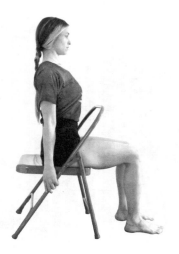

图1

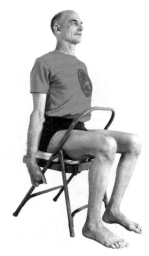

图2

⟩ 现在，如上举手指交扣式（Ūrdhva Baddhaṅgulāsana）那样，十指交扣，向上伸展手臂（图3）。

⟩ 接下来，双手落下，抓住椅背。手拉椅子，肘、肩向后移，胸廓向前突。

这是一个练习调息的好方法。坐在椅子上可以更容易地上提和稳定脊柱；此外，手握椅背有助于打开胸廓。要做深呼吸，一定要将头低至胸廓来做收颌收束法（Jālandhara Bandha）（图4）。

☼ 坐立山式（Tāḍāsana）有助于关注上半身。手握椅子可以激活双臂，帮助肩部后旋、肩胛内收、胸廓打开。一旦掌握这些要领，练习者可以将这些动作应用于站立山式（Tāḍāsana）。

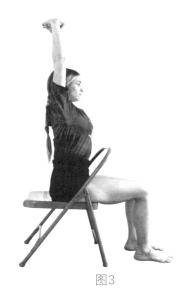

图3

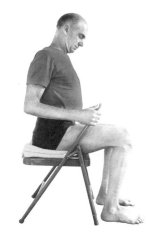

图4

第三章

前屈伸展体式

(Paśchima Pratana Sthiti)

对于很多练习者来说，坐在地上的前屈总是比较困难的；在前屈中学会伸展脊柱需要时间。在这些体式中伸展脊柱至关重要，因为这能保护椎间盘不被挤压，从而预防伤害。

在本章中，我们将用椅子来学习如何安全地伸展脊柱。我们首先展示加强背部伸展式（Paścimottānāsana），然后展示一些其他前屈伸展体式的变体。

3.1　加强背部伸展式（Paścimottānāsana）

变体1　坐在椅子上

> 将防滑的瑜伽垫纵向靠墙铺开，椅子放在垫上；椅座上再放一张折叠好的瑜伽垫。

> 坐下，坐骨靠近椅座边缘，脚蹬墙（图1）。这样就不会有滑下椅子的危险。另一种方法是通过椅背靠墙来固定椅子，脚蹬砖。

> 手掌放在椅座上，通过手掌下压上提胸廓（图1）。

> 双臂上举、伸展，使脊柱进一步延展，胸廓进一步上提（图2）。

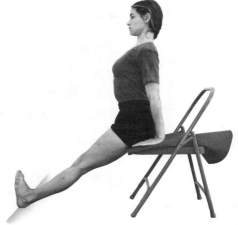

图1

> 胸廓向前移动，在保持背部凹陷的同时，双手伸向后方，在身后抓握椅背。保持这个体式，感受脊柱前侧的拉长（图3）。

如果手触碰不到椅背，则用瑜伽带环绕椅背，双手握住瑜伽带。

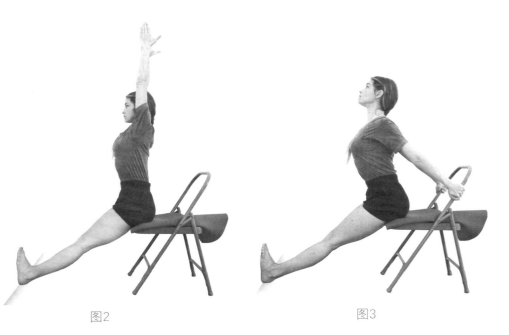

图2

图3

〉 现在双臂向前，双手抓住大脚趾，同时保持背部凹陷（图4）。

如果手抓不到脚趾，则用瑜伽带环绕双脚，双手握住瑜伽带。

〉 向前弯曲，伸展上身到双腿上方。

〉 双臂进一步向前伸展，握住双脚，或者握住砖，前额落到双腿上（图5）。

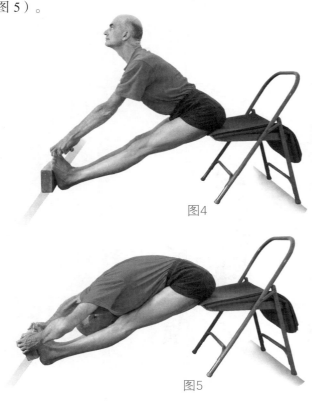

图4

图5

为了让体式更放松，可在双腿上放置一个折叠的毯子或抱枕，来支撑前额（图6）。

手臂也可向后，抓握椅腿（图7）。

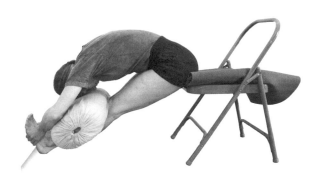

图6

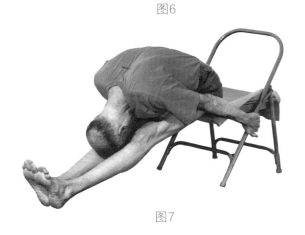

图7

这是一个更高级的变体，有助于打开腿部后侧，加深向前的伸展。

它适合高级练习者。身体仅由坐骨和足跟骨支撑。下压坐骨和足跟骨，有助于伸展躯干，同时保持内脏器官放松，柔软。

〉 坐在一把椅子上，把另一把椅子放在适当的距离处（以腿部长度来衡量）。两把椅子都放上折叠的瑜伽垫。握住所坐椅子的椅背，背部凹陷（图1）。

〉 手臂上举，向上伸展，然后向前伸展，握住另一把椅子的椅背。如果手够不到另一把椅子的椅背，就握住椅座或使用瑜伽带。

〉 手臂与躯干两侧对齐，脚后跟下压的同时双手拉住椅子（图2）。身体两侧将得到进一步的打开和伸展。

〉 身体两侧上提，让脊柱进一步沉向双腿。

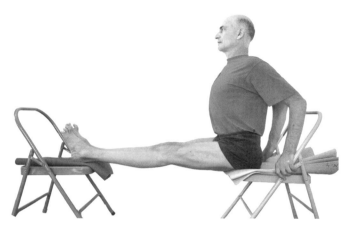

图1

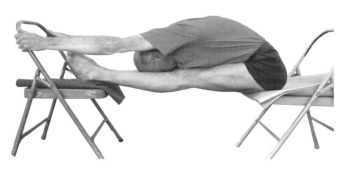

图2

变体3　前额抵在椅子上放松

这个变体可帮助身体不那么灵活的练习者在体式中保持更长的时间，享受安静和放松。

> 椅座上放一张瑜伽垫，面向椅子，坐在地面上。

> 将椅子放到双腿上方，双腿穿过椅子前横档，脚趾丘蹬住椅子后横档。确保所有趾丘都均等地接触到横档（特别注意大趾丘）。

> 身体略微前屈，双手握住椅背。胸廓上提，背部凹陷（图1）。

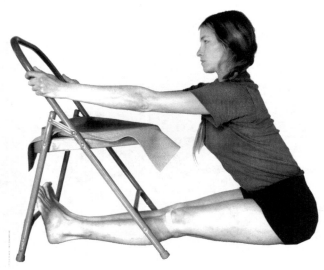

图1

如果觉得椅子的横档太高，则把脚后跟放在砖上（图2）。

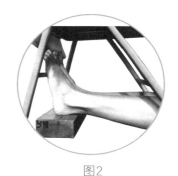

图2

如果额头没有得到支撑，练习者就难以感觉到前屈带来的清凉和放松效果。对于额头放到腿部比较困难的练习者，做这个变体可以实现这个体式预期的效果。

这个变体可以帮助打开双脚、伸展双腿。在双腿得到激活的同时，上身也不会感到紧张。

〉向前弯曲，前额落到椅座上，手臂与身体两侧尽量成直线（图3）。

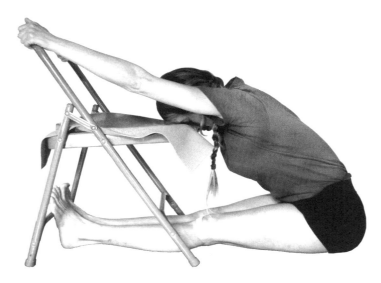

图3

变体4　手拉椅腿

　　这个变体适合希望改善前屈、伸展体式的更高级别练习者。与之前的变体相比，这个变体伸展更为强烈，因为双脚要抵靠椅子的前横档。

　　〉双脚蹬住椅子的前横档，双手拉紧椅子。胸骨上提，背部凹陷，目视前方（图1）。

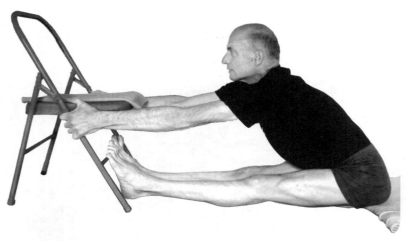

图1

〉双肘上提，向两侧打开，躯干向前伸展，头部放于胫骨上（图2）。

这里前额不是放在椅座上，而是放在胫骨上（如果需要，可以在胫骨上放一条折叠的毯子）。

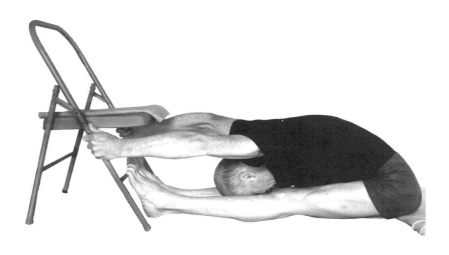

图2

在这个变体中，椅子翻转，使用椅座底部支撑双脚。

〉 坐在地面上或一条折叠的毯子上。椅子翻转，折叠，放在身前，椅腿朝向自己，椅座背面朝上。

〉 略微展开椅子。双脚抵住椅座背面。抓住椅子前腿，并拉向自己。脚后跟略微抬起，放在椅座的底部边缘上（铺一张防滑的瑜伽垫）。

〉 胸廓上提，背部凹陷（图1）。

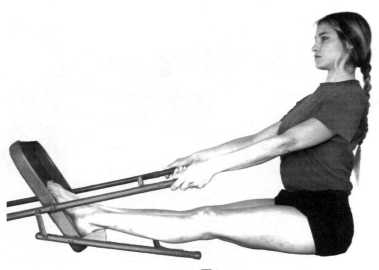

图1

〉向前弯曲，抓住椅座两侧。调整椅子的折叠程度以找到舒适的距离，使双臂充分伸展。

〉上臂放在椅子前腿间的横档上。

〉双腿向前推椅子，同时双臂向后拉椅子。额头放在胫骨上。如果需要，可将一条折叠的毯子放在腿上（图2）。

☼ 以这种方式使用椅子的优点：

☼ 1.双脚完全压在椅座上，脚跟和趾丘都得到稳定的支撑。

☼ 2.脚跟在椅座边缘略微抬起，有助于进一步打开膝盖后侧。

☼ 3.椅腿支撑双臂，帮助双臂及双肘上提。双臂和双肘上提很重要，否则身体两侧将有缩短的趋势。当双肘下沉时，椎骨会凸出，背部不再平坦，显现弯曲向上的曲线（从侧面看）。

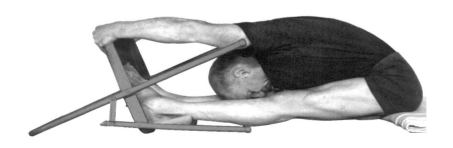

图2

3.2　头碰膝前屈伸展式（Jānu Śīrṣāsana）

椅子的使用主要有两种方式：

＞用椅座支撑前额——对于那些身体还不能伸展到可以触碰伸直的腿的练习者，这个方法是有帮助的（图1）。

＞用于锚定双手——这有助于增大向前的牵引力。双手可以握住椅腿或翻转椅子握住椅座（图2）。

这里没有展示所有的变体，而是有选择地给出一些应用实例。

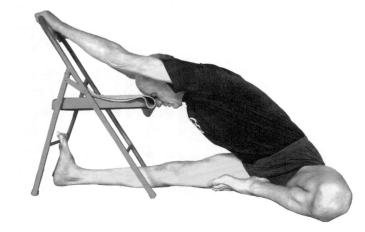

图1

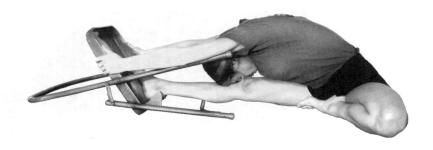

图2

3.3 半英雄前屈伸展式（Triaṅga Mukha Eka Pāda Paścimottānāsana）

在这个变体（图1）中，额头可以落到椅座上（图2），或者继续向下，落到小腿上（图3）。需要时，小腿上放可以放置一条折叠的毯子。

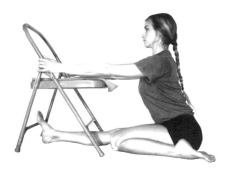

图1

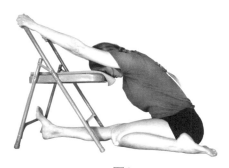

图2

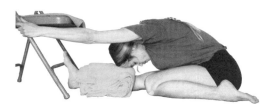

图3

3.4 半莲花前屈伸展式（Ardha Padma Paścimottānāsana）

变体1 坐在地面上

椅子可以翻转，也可以正常放置（图1、图2、图3）。

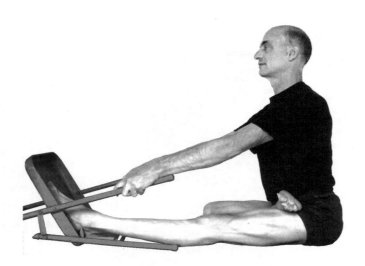

图1

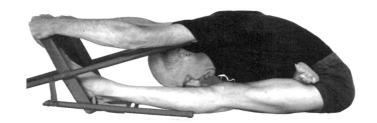

图2

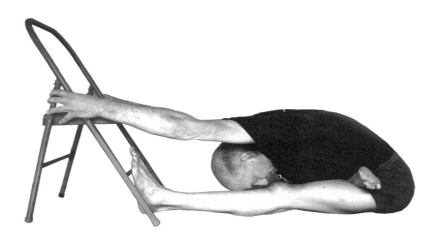

图3

在半莲花前屈伸展式（Ardha Padma Paścimottānāsana）中，弯曲的腿放置在伸直腿的大腿上端；这样就可以坐在椅子上来做前屈，很像加强背部伸展式（Paścimottānāsana）的变体1（参见本书84～87页）。

坐在椅子上，支撑较高，可以更从容地将腿弯曲到半莲花位置（图1），并向前移动躯干（图2）。

图3展示的是半莲花前屈伸展式的一个变体，半莲花加强背部前屈伸展式（Ardha Baddha Padma Paścimottānāsana）（手抓弯曲腿的大脚趾）。

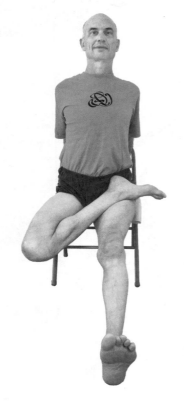

图1

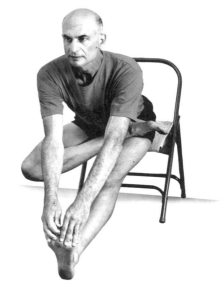

图2

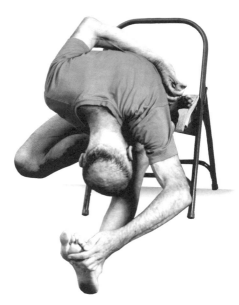

图3

3.5　圣哲玛里琪一式（Marīchyāsana Ⅰ）

在以下体式中，可借助椅子提起胸廓，加深体式（图1、图2、图3）。

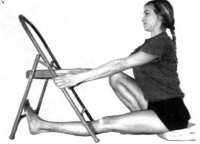

图1

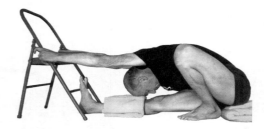

图2

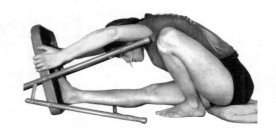

图3

3.6 脸朝下束角式（Adho Mukha Baddha Koṇāsana）

椅子用于支撑额头。对于那些前屈困难的练习者，这个变体有助于他们在体式中保持更长的时间，并放松。

另外，椅子锚定双手，可帮助练习者进一步向前延伸脊柱前侧（图1）。

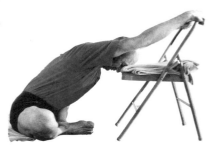

图1

3.7 脸朝下坐角式（Adho Mukha Upaviṣṭa Koṇāsana）

与前一体式同样，椅子用于支撑额头，并锚定双手(图1)。

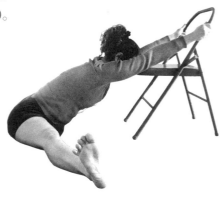

图1

3.8 脸朝上前屈伸展一式（Ūrdhva Mukha Paścimottānāsana Ⅰ）

下面展示使用椅子辅助这个体式的两种方式。

变体1　双腿放在椅座上

⟩ 坐在地面上，椅子放在身体前约 50 厘米处。

⟩ 双腿上抬，小腿肌肉放在椅座前缘。

⟩ 向上、向前伸展身体。上身折叠靠近双腿。双臂向前伸展，抓握椅背（图1）。

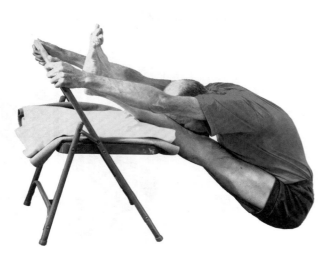

图1

变体2 坐在椅子上

〉放好椅子,椅背靠近墙壁。面对椅背,坐在椅子上。

〉 双腿上抬,小腿肌肉或膝盖后侧放在椅背上,双脚放在墙上,脚跟抵墙。

〉 向上、向前伸展身体。上身折叠,靠近双腿。双臂向前伸展,双手抓握双脚(图1)。

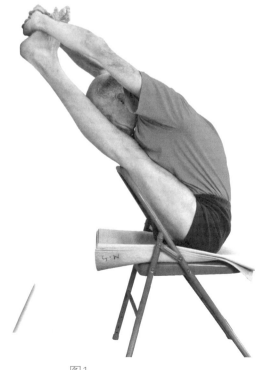

图1

3.9 花环式（Mālāsana）

下面展示使用椅子辅助这个体式的两种方式。

变体1 坐在椅子上
_____

这个变体令人非常放松。
在进行后弯练习之后，可以用
来放松背部，伸展可能受到挤
压的脊柱区域。

另外，这个变体也可舒缓
膝盖的紧张。

› 坐在椅子上，面对椅背。

› 双腿上抬，膝窝放在椅
背上。

› 身体前倾，双臂环抱双
腿（图1）。

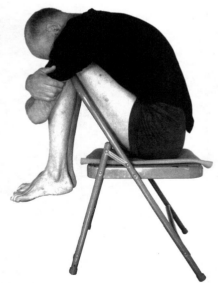

图1

变体2　蹲在椅子上

> 面向椅背，蹲在椅子上。

> 手握椅背，以防摔倒（图1）。

在地面上练习这个体式时，身体往往会向后倾倒。一个解决办法是用支撑物垫起脚跟，但这样做小腿肌肉得不到伸展。以这种方式使用椅子有助于胫骨向前移动，同时小腿肌肉也能得到伸展，提高脚踝的灵活度。

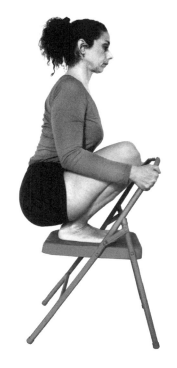

图1

3.10 龟式（Kūrmāsana）

龟式（Kūrmāsana）是一个具有挑战性的前屈体式，练习者需要有相当的柔韧性。而有了椅子的帮助，人人都可享受这个体式。

> 坐在椅子的边缘，面朝前方。

> 身体和手臂向前伸展，手掌落地，远离身体（图1）。

> 躯干逐渐移动到双腿之间。背部凸起，双手向后伸，抓握椅子后腿（图2）。

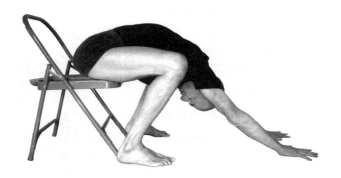

图1

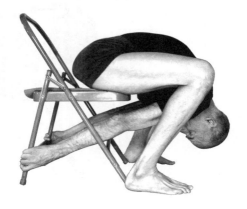

图2

3.11　祛风式（Pavana Muktāsana）

　　这个变体使用两把椅子，非常放松，让腹部器官和下背部得到深度休息。可用来缓解下背部疼痛、头痛、高血压等。

　　〉 两把椅子相向放好。在一把椅子上放一张折叠的瑜伽垫，在另一把椅子上纵向放置一个抱枕。

　　〉 坐在瑜伽垫上，身体向前伸展。调整另一把椅子的位置，腹部和胸部落在抱枕上。

　　〉 双臂可以弯曲放在抱枕上（图1），也可以向前伸展，放在椅背上（图2）。

　　〉 如果需要，可以再放一个抱枕或一条折叠的毯子，使前额得到更多的支撑。

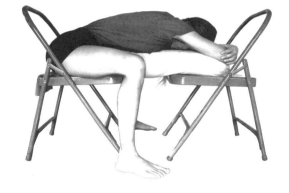

图1

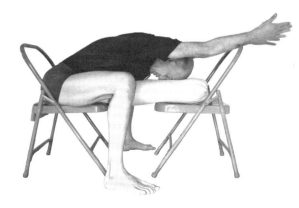

图2

3.12 侧祛风式 (Pārśva Pavana Muktāsana)

这个体式是祛风式 (Pavana Muktāsana) 的变体，是进行侧向的伸展。

向右伸展：

〉继续上一个体式，把身前的椅子右移一点。

〉整个躯干从左向右转动，向前伸展，倚靠在抱枕上。

〉前额或左颊可以放在抱枕上（图1）。

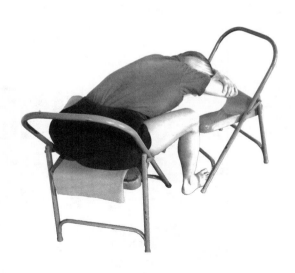

图1

第四章　扭转体式

（Parivṛtta Sthiti）

　　在做扭转体式时，可以采取下列两种方式使用椅子：

　　坐在椅子上，这有助于从根部伸展脊柱。

　　坐在椅旁的地上，用椅子来增大扭转的力度。

　　对于一些扭转体式，这两种方式都适用。

4.1 简易坐侧扭转式（Pārśva Sukhāsana）

变体1　坐在椅子上

向右扭转：

> 椅子上放置一张折叠的防滑瑜伽垫，瑜伽垫上再放一条折叠的毯子。瑜伽垫可以防止毯子滑动。

> 双腿交叉，坐骨置于毯子上，双脚在椅座上。

> 身体向右转，右肩后旋，右手抓握椅座或椅腿。左手抓握右膝。

> 吸气，伸展脊椎；呼气，双臂用力，加深扭转（图1）。

椅子锚定右手，有助于增大扭转的幅度。

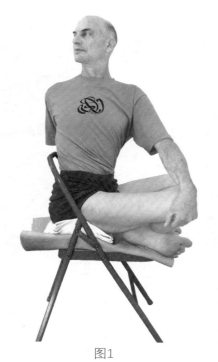

图1

変体2　坐在地面上

在这个变体中，练习者坐在地面上，使用椅子辅助扭转。

向右扭转：

> 交叉双腿，坐在一条折叠的毯子上。椅子放在身体右前方。

> 身体向右转。左手放在椅座上，右手放在身后的墙上（或砖上）。

> 利用椅子的支撑伸展身体左侧，上提左腋窝。

> 吸气，伸展脊椎；呼气，双臂用力，加深扭转（图1）。

> 现在，身体向斜前方弯曲。双手抓握椅背，前额靠在椅座上。椅座上可放置一张折叠的瑜伽垫或一个抱枕作为缓冲（图2）。

椅子也可以放在身后，用来支撑右手（图3）。

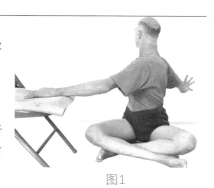

图1

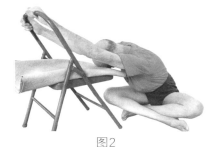

图2

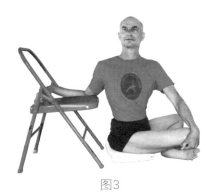

图3

4.2　椅子上的巴拉瓦伽一式（Bharadvājāsana Ⅰ）

巴拉瓦伽一式（Bharadvājāsana Ⅰ）是一个基本的扭转体式。在脊柱保持挺拔、伸展时进行扭转，对背部非常有益。坐在椅子上使练习者能够沿着脊柱的轴线来伸展并扭转。这个变体很受欢迎，有助于在不影响脊柱正位的情况下进行扭转。可用来缓解下背部疼痛，适合经期或孕期的女性进行练习。

变体1　侧身坐在椅子上，双腿夹砖

在此变体中，椅座上的瑜伽垫和两腿之间的砖有助于稳定骨盆。

向右扭转：

〉将一张折叠的防滑瑜伽垫放在椅座上。侧向坐立，躯干右侧朝向椅背（图1）。

〉两大腿之间夹一块木质砖。

〉确保大腿平行于地面，胫骨垂直于地面，膝盖呈90°。身材高大的练习者可能需要垫一条或两条毯子来增加椅座的高度（图2），而身材较矮的练习者脚下可能需要放置支撑物。

〉脊柱在保持向上伸展的同时向右扭转。

〉手握椅背。随着每次呼气，左手拉椅背，右手推椅背，从而增大扭转幅度。

〉双膝保持对齐。大腿或膝盖之间夹砖可以起到稳定作用（图1）。

〉向左扭转时，转身，躯干左侧朝向椅背（图2）。

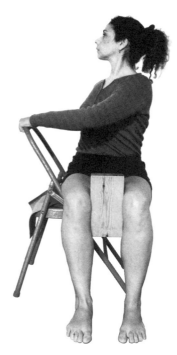

图1

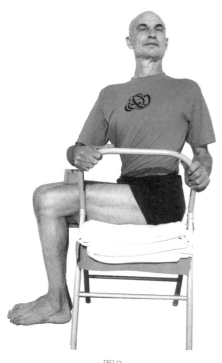

图2

　　另一种选择是面对椅背坐立。

　　向右扭转：

　　〉双腿穿入椅背下方，坐在椅子上，面向椅背。

　　〉向右扭转，右掌放在身后的椅座上。左手从右膝盖外侧抓住膝盖，用力向后拉。

　　〉现在，随呼气进一步扭转。如果可能，右手抓住椅背的左侧（图1）。这有助于进一步旋转并打开右肩。

　　在这个体式中，保持骨盆稳定是一个挑战。如果骨盆移动，那么练习者完成的是身体的转动，而不是脊柱的扭转。

　　下一变体有助于解决这一问题。

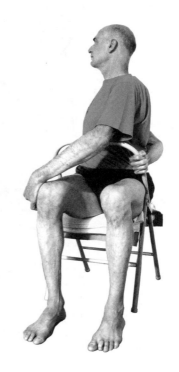

图1

变体3　面对椅背坐立，髋部与椅背之间放砖

　　这个变体可以很好地防止骨盆滑动和转动。

　　〉坐在椅子上，面向椅背，双腿穿入椅背下方。

　　〉根据椅子和骨盆的宽度，在椅背和右髋之间放置一块木砖或泡沫砖。应略微用力将砖固定住（图1）。

　　〉向右扭转。

　　砖除了用于稳定骨盆之外，还有助于收紧髋关节，伸展脊柱，加深扭转。

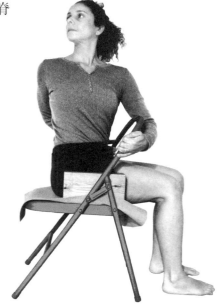

图1

变体4　面对椅子坐立，双膝与墙之间放砖

这一变体可即时反馈骨盆是否转动。

> 椅子放在墙前。

> 双腿穿入椅背下方，坐在椅子上，膝盖朝着墙。

> 在双膝和墙之间放置泡沫砖或其他软的支撑物，以保持大腿与小腿之间呈直角。

> 向右扭转，关注膝盖对砖的压力。右膝容易失去与砖的接触，因此，右大腿要保持向前伸展，以保持对砖的压力（图1）。

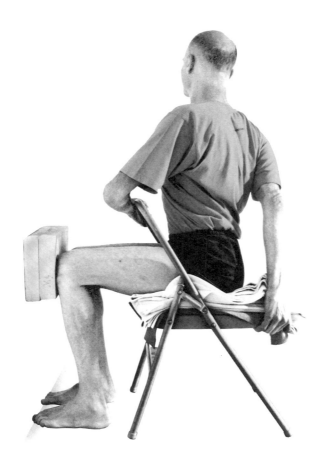

图1

4.3 地面上的巴拉瓦伽一式（Bharadvājāsana Ⅰ）

巴拉瓦伽式（Bharadvājāsana）是坐在地面上完成的，这里的椅子用来加强扭转的力度。

扭转时，与扭转方向相反的一侧躯干往往容易下沉、缩短。例如，向左扭转时，右侧容易缩短，脊柱容易向左弯曲。使用椅子有助于躯干两侧保持平行。

向左扭转：

› 以手杖式（Daṇḍāsana）坐立，椅子放在身体左侧。

› 双腿向右折叠，右脚脚踝前侧放在左脚足弓上。

› 为防止身体向左倾斜，左臀下方放置一条折叠的毯子。

›向左扭转，双手抓握椅子，右手高于左手。

› 每次呼气时，右手把椅子拉向自己，左手推椅子远离自己。这将加强扭转的力度（图1）。

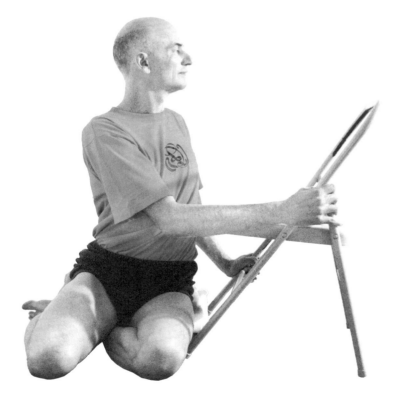

图1

4.4　圣哲玛里琪三式（Marīchyāsana Ⅲ）

在地面上做圣哲玛里琪三式（Marīchyāsana Ⅲ）时，很难从脊柱根部上提脊椎。以下三个例子展示如何用椅子来帮助练习者实现这种发自脊背柱根部的上提。

变体1　坐在椅子上

在地面上练习这个体式时，通常使用折叠的毯子来垫高臀部。这使得身体后侧的骶骨和前侧的耻骨平行上提。然而，一条毯子有时不够高，练习者可以在椅子上坐得更高一些，以便更好地完成体式。

向左扭转：

〉 椅座上放置两条折叠的毯子或其他类似的支撑物。

〉 弯曲左腿，脚跟放在椅座上。

〉 向左扭转，右上臂抵靠左膝外侧。左手抓握椅背（图1）。

观察这个变体如何帮助躯干上提，下腹部远离骨盆，从而使之更加自如地移动。椅背使后方手臂得以锚定（图中是左臂），有助于加强扭转。

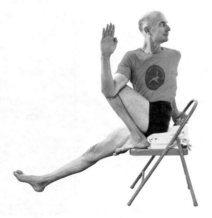

图1

向右扭转：

> 以手杖式（Daṇḍāsana）坐在一条折叠的毯子上，椅子放在身体右侧。

>弯曲右腿，脚跟靠近坐骨。

> 保持右腿抵靠椅子，向右扭转。左肘放在椅座上，左手抓握椅背。右手放在身后。如果需要，用一块砖支撑右手（图1）。

> 另一个选择是用双手握住椅子（图2）。

椅子用来稳定弯曲的腿，锚定另外一侧的手臂（向右扭转时是左臂）。

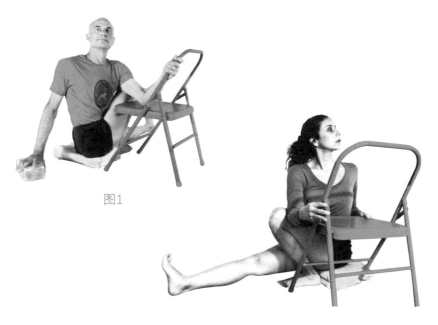

图1

图2

变体3 坐在地面上——椅子放在身后

向右扭转：

> 以手杖式（Daṇḍāsana）坐在一条折叠的毯子上，椅子放在身后。

> 弯曲右腿，脚跟靠近坐骨。

> 向右扭转，右肘放在椅座上。与通常的做法一样，左臂压住右膝盖外侧（图1）。

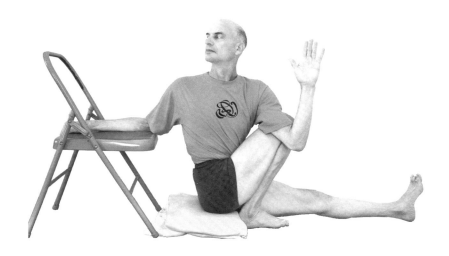

图1

4.5　圣哲玛里琪一式（Marīchyāsana Ⅰ）——只做扭转

圣哲玛里琪一式（Marīchyāsana Ⅰ）是一个前屈体式，但第一阶段是一个扭转动作。这个阶段可以坐在椅子上进行练习，如同圣哲玛里琪三式（Marīchyāsana Ⅲ）（参见第120页）那样，这里只展示坐在地面上，椅子在身体旁的变体。

向左扭转：

〉以手杖式（Daṇḍāsana）坐在一条折叠的毯子上，椅子放在身体左侧。

〉弯曲右腿，脚跟靠近坐骨。

〉向左扭转，右臂抓握椅座后侧。左手可以放在砖上，或者推椅子（图1）。

女性经期可以安全地练习这个变体。它可作为圣哲玛里琪三式（Marīchyāsana Ⅲ）的代替体式。

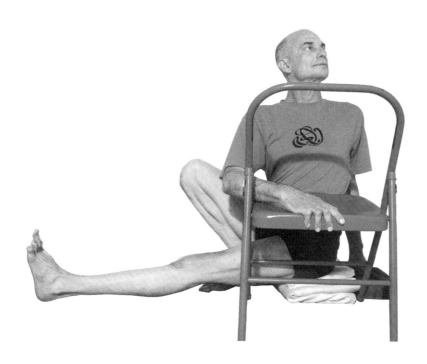

图1

4.6 半鱼王一式（Ardha Matsyendrāsana Ⅰ）

在这个体式中，双腿的特殊交叉方式具有挑战性。椅子用来稳定体式，增加扭转的力度。

向右扭转：

> 以手杖式（Daṇḍāsana）坐在一条折叠的毯子上，椅子放在身体右侧。

>弯曲左腿，坐在内足弓上。左脚和臀部之间放置一条折叠的毯子，以抬高臀部。

> 弯曲右腿，右脚抬起，越过左大腿，放到左大腿外侧。右脚踝应该紧贴左膝外侧。为了保持右胫骨尽量垂直于地面，在右膝外侧和椅座之间放置一块砖。

> 向右扭转，左手握住椅座后侧。右手可以撑住墙或放在砖上（图1）。

椅子使得左臂能更有效地辅助上提身体左侧、支撑右腿，让练习者能加强扭转的力度。

也可以用双手握住椅子进行扭转（图2，向左扭转）。

另一种选择是将椅子放在身后支撑手臂（图3，向右扭转时支撑右手）。

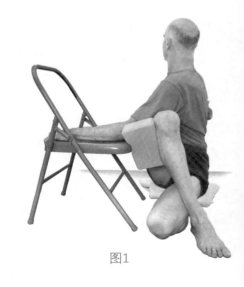

图1

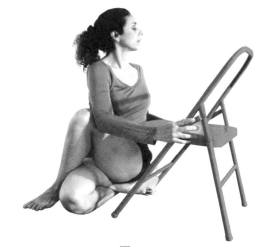

图2

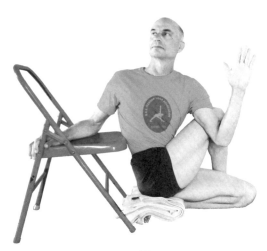

图3

4.7　半鱼王二式（Ardha Matsyendrāsana Ⅱ）

这是半鱼王二式（Ardha Matsyendrāsana Ⅱ）（《瑜伽之光》，图330、图331）的高级变体。脊柱横向扭转的幅度更大。

右腿弯曲，向左扭转：

〉 将瑜伽垫折叠放在椅子上，坐在上面。

〉 右腿弯曲到半莲花式（Ardha Padmāsana），身体向左扭转，左手抓握椅座后侧。右手抓住椅座左侧（图1）。

〉 前屈，左臂后摆，左手抓握右脚或右胫骨（图2），进入半鱼王二式（Ardha Matsyendrāsana Ⅱ）

同样的方式坐在椅子上，也可以向右扭转：

〉 右臂夹住椅背，身体向右扭转。

〉 右臂后摆，右手抓握右脚（图3）。

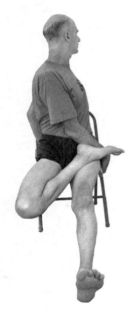

图1

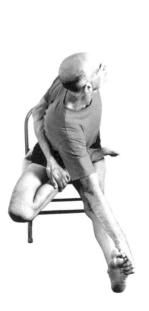

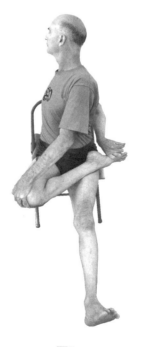

图2   图3

4.8 套索扭转式（Pāśāsana）

套索扭转式（Pāśāsana）是一个高级扭转体式（《瑜伽之光》，图328、图329）。使用椅子可帮助身体为进入最终体式做好准备。

变体1 坐在椅子上——双脚放在地面上

这是学习扭转动作的一个简单方法。

向左扭转：

› 双腿并拢，坐在椅子上。身体略微前屈，向左扭转。

› 右肘抵靠左膝外侧，左手抓握椅背。

› 使用双臂的力量，随着呼气，逐渐加深扭转（图1）。

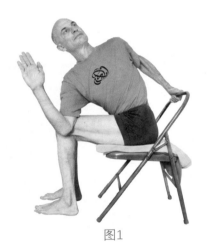

图1

› 然后，右臂向下滑动，抓握椅腿。

›背部右侧凹陷，左肩后旋，更加深入地向左扭转（图2）。

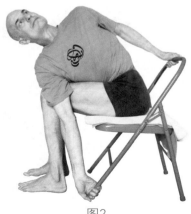

图2

变体2　坐在椅子上——双腿放在椅背上

向左扭转：

〉 面向椅背，坐在椅子上，双膝后侧放在椅背上；

〉 向左扭转，右肘抵靠左膝外侧，左手放在椅座上（图1）。

这里，椅座为扭转提供了支点，椅背使双腿得以固定。双膝因椅背的支撑得到极大舒缓。

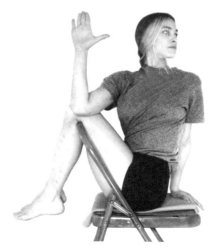

图1

这个变体更像最终体式，因为最终体式也是蹲立的。

向左扭转：

〉站在椅子前，逐渐弯曲膝盖，同时向左扭转。

〉左手放在椅座上，向下推，帮助膝盖向前移动。

〉右肘跨过左腿，推靠左膝外侧（图1）。

〉进一步前屈，进入蹲立（图2）。

练习这个体式时，许多练习者往往会向后倾倒。身后的手得到椅子的支撑，可以防止这种情况发生。它有助于向前移动膝盖、伸展小腿肌肉。

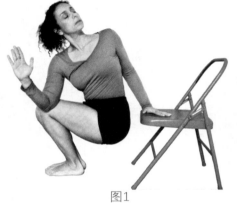

图1

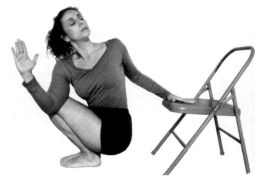

图2

椅子的支撑有助于加强扭转。

这个变体最接近最终体式。

向右扭转：

>　站立，椅子放在身体右侧。

>　在向右扭转的同时弯曲膝盖，双手抓住椅子。

>　左大臂向右摆，越过右膝。右肘放在椅座上，右手抓握椅背（图1）。

>　随着每次呼气，双臂用力进一步扭转躯干。

如果身体要向后倒，可在脚跟下放置一条折叠的毯子。

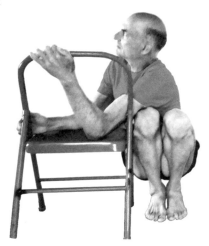

图1

4.9 站立圣哲玛里琪三式（Utthita Marīchyāsana Ⅲ）

这个变体是以站姿（Utthita意为"站立"）完成的圣哲玛里琪三式（Marīchyāsana Ⅲ）。站姿有助于伸展脊柱。因此，这是放松下背部并建立椎骨之间活动空间的最佳体式之一。

向右扭转：

> 椅子靠墙放置。适当增加椅座的高度，当脚踩到椅座时，保证膝高于髋。

> 站立，身体右侧贴墙，椅子在身体前方。

> 抬起右腿，脚放在垫高的椅座上。

> 向右扭转，左手按住右膝外侧。

> 右手推墙，左手拉住右膝外侧（图1）。

> 右髋抵住墙，不要让左大腿向前移动。

> 吸气，脊柱向上伸展；呼气，扭转。

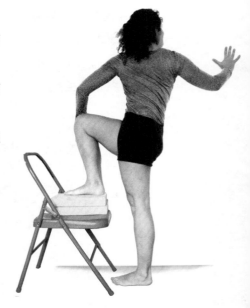

图1

向左扭转时（图2），右腿（站立腿）往往会向前移动。一名辅助者可以协助练习者稳定站立腿，加深扭转。辅助者将练习者的髋部推向墙，并支撑其站立腿防止其向前移动。

同时，辅助者可以将练习者的左肩向后旋，将右肋向右拓宽，推向墙的方向。

⚠ 警告

辅助者不应直接施力于肩，而应把左手放在练习者的肩、胸之间，注意拉力不要过大。

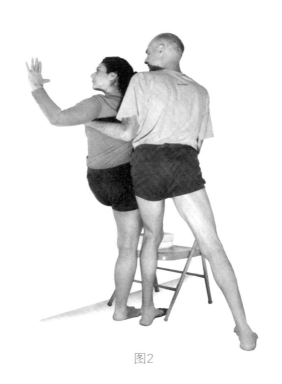

图2

第五章 倒立体式

(Viparīta Sthiti)

"所有从伟大的月亮（位于喉咙区域）流出的能量，都被太阳（在肚脐区域）吞噬，正是这个原因使身体衰老。

"有一个神圣的练习，可以关闭太阳的入口（在肚脐区域）……

"此练习中肚脐在上，上颌在下，这样，太阳在上，月亮在下，即倒立体式。此法由上师处习得。"

——《哈他之光》Ⅲ, 77～79

以上引言形象地描述了倒立体式的非凡功效。倒立体式是瑜伽给予练习者的独特礼物。它们带领练习者踏上一段内在旅程，进入练习者的内心深处，给予练习者深层的碰触和疗愈；练习者的恐惧隐藏在那里，同时那里也驻留着练习者的力量和喜悦。

5.1 支撑头倒立式（Sālamba Śīrṣāsana）

变体1 两把椅子上的头倒立式（Śīrṣāsana）

本变体使练习者极大地受益于这个"体式之王"，即使可能因为以下原因不能独立完成头倒立式的练习者，也能从中受益：

· 难以上提双肩，为颈部创造足够长度。

· 颈部疼痛或虚弱。

· 颅骨受伤。

进入体式：

〉 两把椅子靠墙相向放置。卷起两张防滑的瑜伽垫，它们的直径和紧致度应相同，分别放在两个椅座上。椅子之间的距离应允许头部进入椅座之间。

〉 站在椅子前面。身体前屈，头向下放在两把椅子之间，双肩放在卷好的瑜伽垫上。

〉 轻拉椅子彼此靠近，直到贴靠脖颈。卷好的瑜伽垫应对称地支撑颈部和双肩之间的肌肉。

〉 双肩后侧贴墙（图1）。

〉 手掌放在椅子上，抬起双腿。

〉 脚跟靠墙，保持体式。

〉 确保脚跟和头部后侧对齐。双肩下压椅子，从而上提身体（图2）。

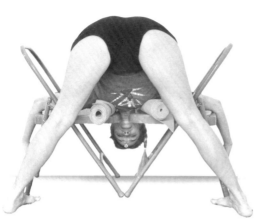

图1

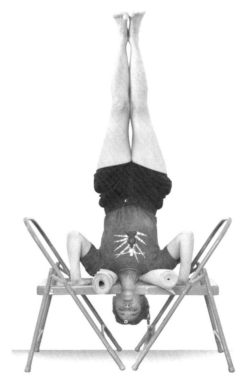

图2

› 椅背靠墙。

› 为防止椅子折叠，可在椅座上放置一个 10 千克的杠铃片。

› 根据练习者的体型和椅子的高度，可能需要略微抬高地面。在这种情况下，将两条或三条折叠的毯子放在瑜伽垫上，还可放一条纵向折叠三次的毯子来支撑头部（图1）。

› 头顶放在垫子上或折叠的毯子上，头顶要正好位于椅座前缘的下方。双腿伸直，向前移动，让肩胛触碰椅座前缘。

› 先抬起一条腿，再抬起另一条腿，进入头倒立式（图2、图3）。如果抬起双腿很困难，可以请辅助者进行辅助。

在这个变体中，椅子帮助手臂和双肩肌肉将肩胛归位。感受这些肌肉在独立完成头倒立时应当多么努力地工作。

抬腿时，椅子会阻止双肩向后移动，因此比平时的做法更具挑战性。如果觉得太难了，可以请辅助者帮忙。

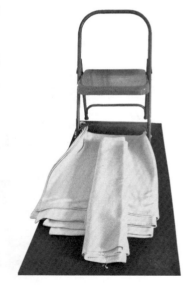

图1

⚠ **警告**

为了保护头部和颈部免受过度压力，一定要上提肩带，让肩胛深深嵌入身体，这一点至关重要。

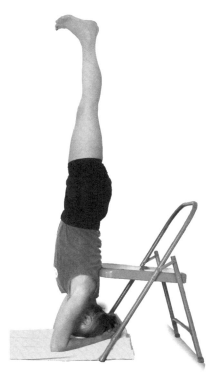

图2

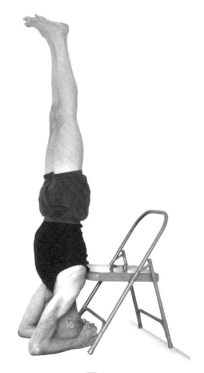

图3

5.2　无支撑头倒立式（Śīrṣāsana）

以下变体极具挑战性，适合高级练习者。

变体1　单腿头倒立式（Eka Pāda Śīrṣāsana）

进入头倒立式，身体稳定
后，右腿缓慢下落，脚趾落在
椅座上（图1）。

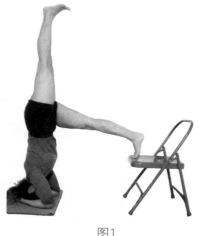

图1

变体2　头倒立双腿90°式（Ūrdhva Daṇḍāsana）

进入头倒立式，身体稳定
后，双腿一起或逐一缓慢下落，
脚趾落在椅座上（图1）。

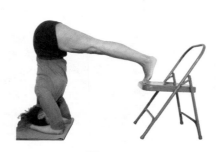

图1

变体3　单腿侧着地头倒立式（Pārśvaika Pāda Śīrṣāsana）

进入头倒立式，身体稳定后，右腿向右侧打开，缓慢下落，脚背落到椅背上（图1）。

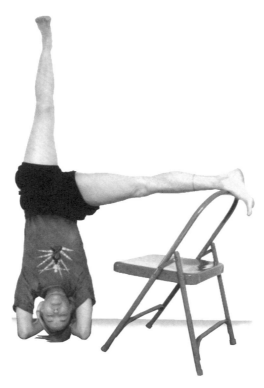

图1

　　如果练习者在头倒立式中
（背部可以靠墙）能够双腿交
盘进入莲花式（Padmāsana），
就可以尝试这个头倒立式的高
级变体。

　　在最终体式里，双腿降下
直到胫骨碰触上臂（《瑜伽之
光》，图218）。椅子提供了更
高的支撑，因此保持体式的时
间可以更长、压力更小（图1、
图2）。

　　可在椅子上放一个抱枕，
使支撑更高、更舒适（图3）。

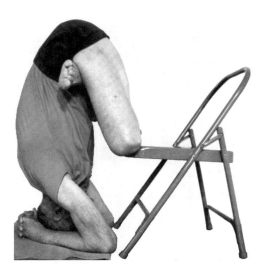

图1

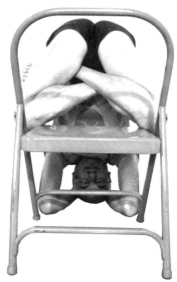

图2

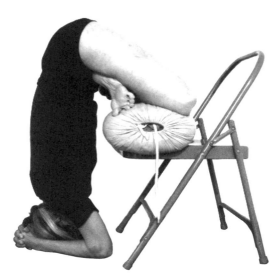

图3

变体5　头倒立倒箭式（Śīrṣāsana Viparīta Karaṇī）

倒箭式（Viparīta Karaṇī）常见变体的做法是双肩和颈部后侧落地。而倒箭式的头倒立式变体是头顶着地。

进入体式：

> 椅子放在墙边，折叠的毯子稍微远离椅子。毯子的高度取决于练习者的身高和椅子的高度。

> 侧坐在椅子上，身体转动以把双腿放在墙上。双臂穿入两个椅腿之间。

> 慢慢地从椅子上滑下来，背部拱起，继续滑动，直到头顶落到毯子上。

> 双腿垂直向上伸展，保持体式（图1）。

从这一步可以直接进入支撑头倒立式（Sālamba Śīrṣāsana），如图2至图5所示。

⚠ **警告**

这是一个高级变体，如果没有适当的指导，不要尝试。

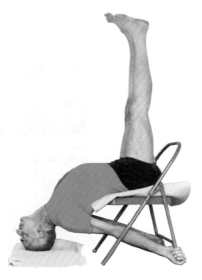

图1

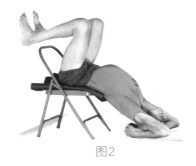

图2

椅子有助于延长颈部和脊椎、打开胸廓，所以这是进入头倒立式的一个好方法。在进入头倒立式时，可以保持这个状态。

注意，只有当练习者的头倒立式已经非常有经验且非常稳定了，才能尝试这个变体。

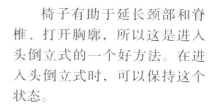

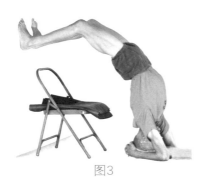

图3

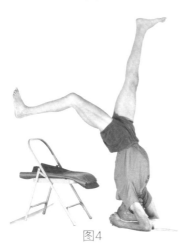

图4

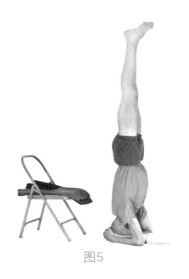

图5

5.3 孔雀起舞式（Pīnchā Mayūrāsana）

孔雀起舞式（Pīnchā Mayūrāsana）（《瑜伽之光》，图357）要求双肩兼具平衡、力量和灵活性。

练习者可以先借助椅子调整双肩，为这个体式做好准备。

＞仰卧，上背部放在椅子上，头部和双臂穿入椅背。如果练习者的上臂较长，可以在椅座上放一条或两条折叠的毯子，调整横档与椅座之间的距离。

＞ 弯曲双肘，抓握后侧的横档或椅腿。双手和双肘之间的距离应与肩同宽（图1）。

如果手掌够不到横档，可请辅助者帮助，或尝试用一只手帮助另一只手抓握。练习几次之后，可能就会用双手抓住横档了。

另一个选择是在横档上绕一条瑜伽带，双手抓紧瑜伽带。

＞ 身体滑回到椅子上，直到头部由椅座支撑，肘部在手掌正上方。

＞骨盆上提；双腿可以伸直，但要保持臀部的抬起（图2）。

＞双肘内旋，保持与肩同宽。

这个变体可以打开双肩，为孔雀起舞式做准备。

在孔雀起舞式中，上、下臂应呈90°。

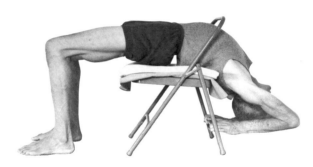

图1

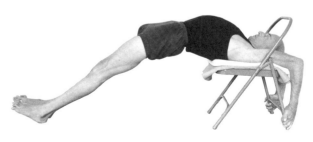

图2

练习者在做孔雀起舞式（Pīnchā Mayūrāsana）时，往往肩胛骨突出，前肋骨外翻，臀部后沉。下面的变体可以为肩胛骨提供支撑，保持身体垂直，从而减轻下背部的负担。这样可以更好地打开胸廓，改善双肩区域的活动能力。

使用椅子：

> 椅子靠墙放置，椅座朝向练习者。

> 面对椅子跪立，两只前臂放在椅子下的地面上。双肘分开与肩同宽，前臂相互平行。如果双肘无法保持上述距离，手掌之间可放置一块砖，双肘用一条瑜伽带套紧。

> 抬起臀部，双脚前移，直到肩胛骨抵靠椅子前沿。

> 双腿上提，进入孔雀起舞式。整个身体向上伸展，保持体式（图3）。

可以在椅座上挂一条瑜伽带，以防止椅子折叠，也可以确保双肘保持在双肩下方，不会向外滑动。

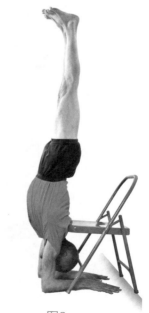

图3

〉 在椅座上挂一条瑜伽带（图4）。

〉 手臂穿入瑜伽带的环中，双肘分开，与肩同宽。调整瑜伽带的松紧度，使之适度绷紧。

〉 双腿上提，进入孔雀起舞式（图5）。

辅助者可以坐在椅子上，轻轻地上提、回拉练习者的前肋下端（图6）。

椅子可以帮助肩胛骨保持内收，防止双肩向地面方向下落，从而使身体向上伸展。

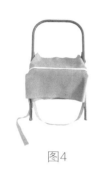

图4

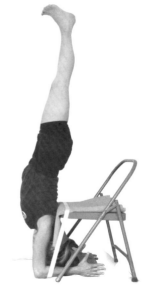

图5

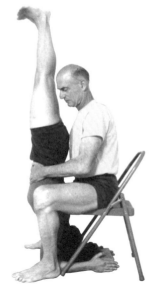

图6

5.4　支撑肩倒立一式（Sālamba Sarvāṅgāsana Ⅰ）

这是一个经常使用椅子的体式，通常被称为"椅子肩倒立式"。椅子的支撑可以带来深度放松，身、心都在体式中得到疗愈。它有助于打开胸廓，改善上胸廓区域的呼吸。椅子让体式稳定，即使是颈部有问题或双肩僵紧的练习者也可以安全地练习。

变体1　标准椅子肩倒立式

使用椅子：

﹥椅子靠墙，椅背距墙10～15厘米。

﹥椅座上放一张防滑的瑜伽垫。

﹥椅子前方铺一条毯子，其上横向放置一个抱枕。

﹥侧坐在椅子上，然后转动身体，双腿随之转向墙的方向。手握椅背，脚跟伸过椅背，双手用力，将臀部向墙的方向挪动，直至靠近椅座后沿（图1）。

﹥稳稳地仰卧在椅子上，手可以松开，手臂从椅座下方穿入椅子前腿之间，抓握椅子后腿（图2）。

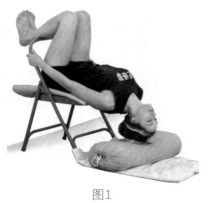

图1

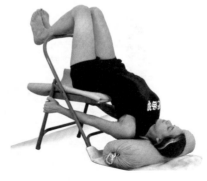

图2

〉 上身慢慢滑下，双肩放到抱枕的中心线上。用手臂向后拉肩，直到颈部后侧轻松地放置在抱枕的圆边上。练习者的体重应分布在椅子和抱枕上。

〉双手握住椅子的后横档，掌心向上。

〉双腿可以倚靠在墙上（图3），也可垂直向上伸展（图4）。

注意：在进行椅子肩倒立式练习时可以靠墙，也可以不靠墙。

如果颈部感到受挤压或感觉椅座太高，可在抱枕下放一条折叠三次的毯子，以增大双肩与地面的距离。

如果感觉椅座太低，在椅座上再增加一条折叠好的毯子，用以支撑骶骨（图4）。

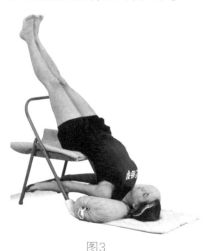

图3

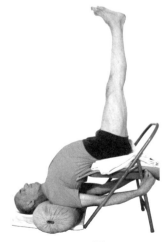

图4

腿部的调整可使背部更多地上提，进一步打开胸廓。

双腿可以做束角式（Baddha Koṇāsana），将双脚放在椅背上（图1）。

绕着椅背套一条瑜伽带，为双脚提供较低的支撑。在某些情况下，这种做法更为简便（图2）。

腿部也可以做莲花式（Padmāsana）（图3）。

双肘弯曲，由里向外环绕椅子前腿，可增强胸廓的打开（图4）。

从莲花式可以直接进入胎儿肩倒立式（Piṇḍa Sarvāṅgāsana）（图5）。

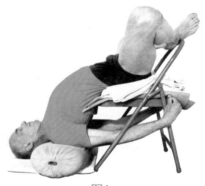

图1

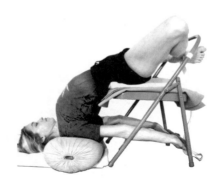

图2

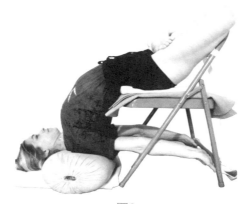

图3

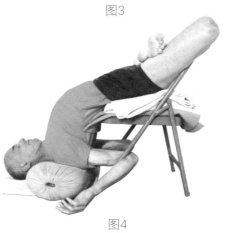

图4

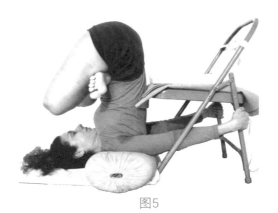

图5

5.5 犁式（Halāsana）及其变体（背部抵靠椅子）

进入犁式：

> 从椅子肩倒立式开始，双腿降低，进入犁式。伸展双腿，脚趾尖触地。如果脚趾尖难以触地，则在脚趾下方放置一个矮凳。

> 双手继续抓握椅子。

> 把椅子拉向自己，椅子前沿支撑背部。如果可能的话，双肘弯曲，环绕椅子前腿。（图1）

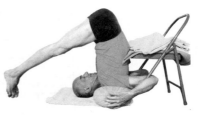

> 上提身体，回到肩倒立式。这一次，身体应该像经典的肩倒立式一样，垂直向上（图2）。

图1

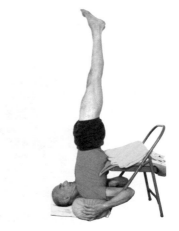

图2

〉一条腿落地，进入单腿肩倒立式（Eka Pāda Sarvāṅgāsana）（《瑜伽之光》，图250）（图3）。然后更换，放下另一条腿。

〉一条腿朝侧面放下，进入单腿侧着地肩倒立式（Pārśvaika Pāda Sarvāṅgāsana）（《瑜伽之光》，图251）（图4）。然后更换，放下另一条腿。

〉回到犁式（Halāsana），可继续练习其他变体：膝碰耳犁式（Karṇa Pīṇḍāsana）、双角犁式（Supta Koṇāsana）、胎儿肩倒立式（Piṇḍa Sarvāṅgāsana）（《瑜伽之光》，图269）、侧犁式（Pārśva Halāsana）（图5）等。

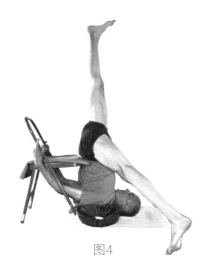

图4

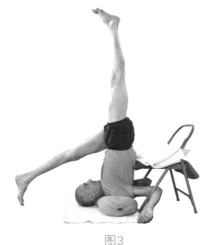

图3

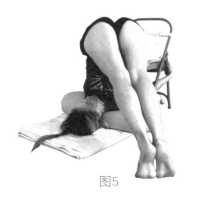

图5

5.6 半犁式（Ardha Halāsana）及其变体（双脚放在椅子上）

全犁式的脚趾放在地上。这个变体的脚趾放在椅座上，称为半犁式（Ardha Halāsana）。

进入体式：

> 将 4 ~ 6 条折叠好的毯子码放整齐，为双臂和双肩制作一个有一定高度的平台。

> 准备一把椅子，放在毯子的一侧，与毯子保持适当距离。

> 仰卧在平台上，双肩距离毯子边缘约 5 厘米，头放在地面上。建议在平台下再放一条毯子，作为头部的缓冲垫。

> 双腿抬起，与地面垂直。髋部上提，移向头顶方向，直到脚趾尖触碰头后的椅子。

> 双臂在背后伸展，十指交扣，双肘压向地面。双腿伸展，大腿前侧上提，双膝收紧（图 1）。

> 保持几分钟，然后抬起右腿（图 2），再换另一条腿。

> 最后，可以（一条腿接一条腿地）上提双腿，进入肩倒立式。

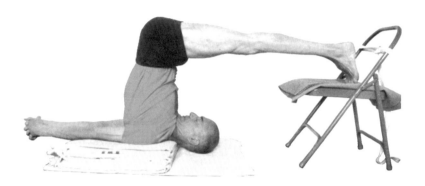

图1

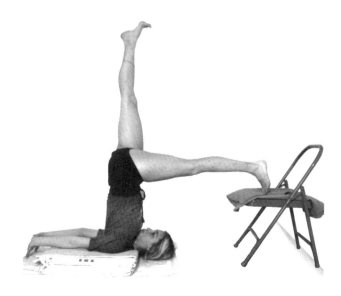

图2

〉 在肩倒立式中，将椅子拉向自己一些，屈腿，用椅子辅助做（半）膝碰耳犁式 [（Ardha）Karṇa Pīndāsana]（图3、图4）。

〉 如果双腿能够做到莲花式（Padmāsana），则用椅子辅助做胎儿肩倒立式（Piṇḍa Sarvāṅgāsana）（图5）。

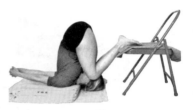

图3

〉 也可以在平台的两侧对角分别放置一把椅子，支撑下落的腿（图6），辅助完成单腿侧着地肩倒立式（Pārśvaika Pāda Sarvāṅgāsana）。

推荐通过半犁式来学习肩倒立式。许多初学者发现，在肩倒立式中上背部很难上提，用双肩上端（顶部）撑地。在半犁式中，由于双脚放得较高，能更轻松地完成这些动作。

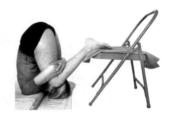

图4

〉 双腿下落，放到椅子上，进入半双角犁式（Ardha Supta Koṇāsana）（图7）。

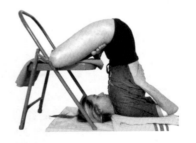

图5

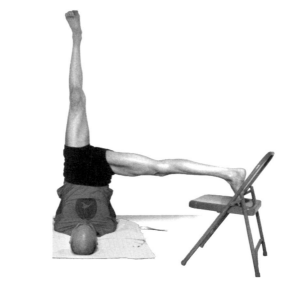

图6

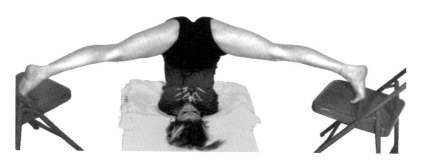

图7

5.7 无支撑肩倒立式（Nirālamba Sarvāṅgāsana）

前面已经展示过背对墙的椅子肩倒立式,但这一体式也可面朝墙完成。因为此时只有手指和脚趾尖抵墙（而不是用手臂来支撑背部）来平衡身体,所以它可以为无支撑肩倒立式（Nirālamba Sarvāṅgāsana）做准备。

从椅子进入体式:

〉椅座朝墙,离墙约半米,放置一把椅子。

〉在椅子和墙之间的地面上铺一条毯子,再横向放一个抱枕。抱枕和墙之间要为头颈留出足够的空间。

〉按照5.4节变体1"标准椅子肩倒立式"（参见第152页）中的说明,坐在椅子上,身体下滑进入体式。

〉身体抬离椅子,向上伸展,脚趾抵墙。

〉双臂转向墙的方向,指尖抵墙。以这种方式支撑自己,保持体式。（这是无支撑肩倒立一式（Nirālamba Sarvāṅgāsana Ⅰ）。（《瑜伽之光》,图236）（图1）。

〉手臂沿身体两侧伸展。这是无支撑肩倒立二式（Nirālamba Sarvāṅgāsana Ⅱ）。（《瑜伽之光》,图237）（图2）。

从这里开始,可以借助椅子和墙来做膝碰耳犁式（Karṇa Pīndāsana）和双角犁式（Supta Koṇāsana）:

〉双臂伸向体后,穿入椅子下方,握住后椅腿。

〉弯曲双膝,胫骨和双脚抵墙（图3）。

〉双腿大大分开,进入双角犁式,臀部转向墙（图4、图5）。

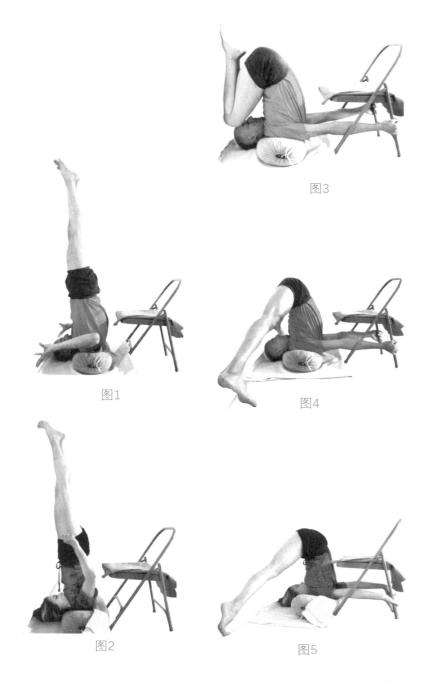

图3

图1

图4

图2

图5

5.8 背部靠墙的半犁式（Ardha Halāsana）和肩倒立式（Sarvāṅgāsana）

半犁式（Ardha Halāsana）和肩倒立式（Sarvāṅgāsana）可用背部靠墙的方法来练习。这是另一种非常放松地练习这两个疗愈性体式的方法。虽然可以从地面上滚动进入体式，但这往往相当困难。椅子使练习者更易进入体式，之后还可以用来支撑双腿，完成犁式及其变体。

从椅子进入体式：

›准备一把椅子,椅座朝墙,离墙约半米。

› 在椅子和墙之间铺一条毯子，再横向放置一个抱枕。抱枕应触墙。有时一个抱枕高度不够；在这种情况下，则在抱枕下再放一条折叠三次的毯子。

› 跪在椅子上，手掌放在抱枕上（图1）。

› 双臂支撑，控制身体朝着地面的方向缓慢下落（图2）。

› 头部抬起，双肩放在抱枕上。双肩朝着墙的方向后移，然后背部靠墙。双腿放在椅子上。进入半犁式（Ardha Halāsana）（图3）。

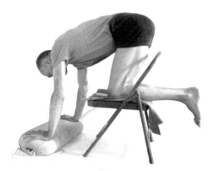

图1

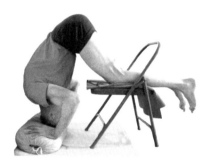

图2

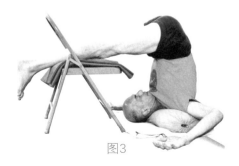

图3

> 几分钟后，进入肩倒立式（Sarvāṅgāsana）。在此，整个身体的背面贴墙（图 4）。

> 可以在墙和骨盆之间放一块泡沫砖，用来支撑骨盆（图 5）。

> 可以继续练习一些变体，如单腿肩倒立式（Eka Pāda Sarvāṅgāsana）（图 6）。

> 也可以练习膝碰耳犁式（Karṇa Pīṇḍāsana）（图 7）。

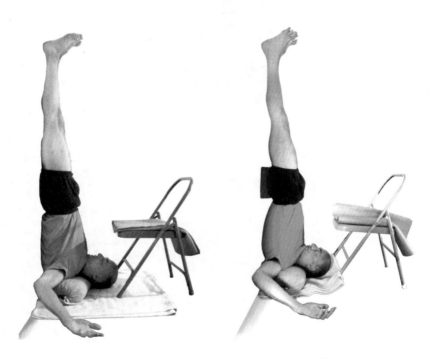

图4   图5

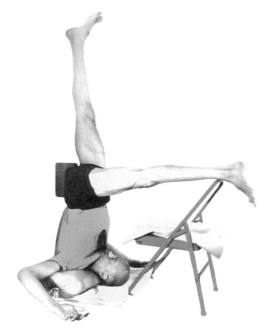

图6

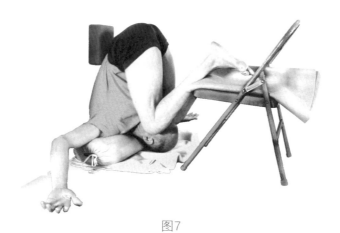

图7

5.9 疗愈性的半犁式（Ardha Halāsana）

在半犁式（Ardha Halāsana）中，可以用椅子或长凳支撑大腿。这是一个非常放松的体式。有助于平静大脑，减轻压力，缓解下背部问题。

〉椅子放好，在椅旁铺一条毯子。两个抱枕以"T"字形放置：一个抱枕支撑双肩，另一个帮助"起飞"（进入体式）和"着陆"（出体式）。在椅座上放置一条或两条折叠好的毯子（图1）。

之所以要使用椅子的侧面，是因为要避免椅子横档妨碍头部的动作。如果椅子没有横档，则可以将椅子前部挨着支撑双肩的抱枕放置。

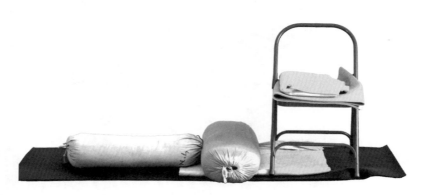

图1

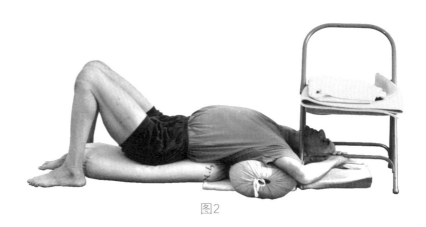

图2

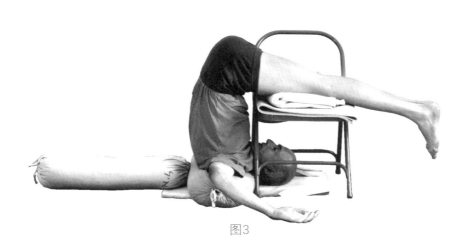

图3

5.10　桥式肩倒立式（Setu Bandha Sarvāṅgāsana）

这个体式是肩倒立式序列的一部分。高级练习者从支撑肩倒立式（Sālamba Sarvāṅgāsana）背部后弓进入这个体式。椅子可以帮助练习者学习这个动作。椅子为腿部提供更高的支撑，练习者的双腿可以只下降一半，而不是一直下降到地面上。

使用椅子支撑：

〉参照半犁式（Ardha Halāsana）及其变体（双脚放在椅子上）的说明，为肩倒立式（Sarvāṅgāsana）准备一个支撑平台。

〉在背对练习者的方向，放置一把椅子，与平台的距离适当。椅子可靠墙放，但不是必须的。

〉做支撑肩倒立式（Sālamba Sarvāṅgāsana），然后后弓，屈膝，双脚逐一放在椅子上（图1）。

〉伸直双腿。如果椅子是靠墙放置的，则可以双脚蹬墙。这将提高后弓的幅度和胸廓的打开程度（图2）。

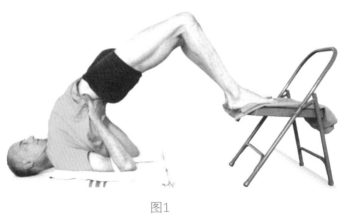

图1

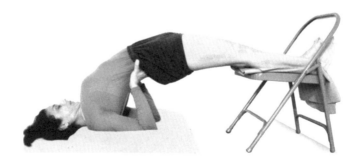

图2

从这里开始，可以继续做其他一些有趣的变体，例如：

一条腿上提，进入单腿桥式肩倒立式（Eka Pāda Setu Bandha Sarvāṅgāsana）(《瑜伽之光》，图260)（图3）。

或者，双腿交盘进入莲花式（Padmāsana），放到椅子上，进入加强莲花孔雀式（Uttāna Padma Mayūrāsana）（图4）（记住，在最终体式里，双膝应下降至地面，参见《瑜伽之光》，图267）。椅子也可以放置在身体侧后方，用椅背做支撑，做侧扭转肩倒立式（Pārśva Sarvāṅgāsana）(《瑜伽之光》，图254)（图5、图6）和单腿侧着地桥式肩倒立式（Pārśvaika Pāda Setu Bandha Sarvāṅgāsana）（图7）。这时，练习者将需要准备两把椅子，或者请辅助者把椅子从这一边挪到另一边。

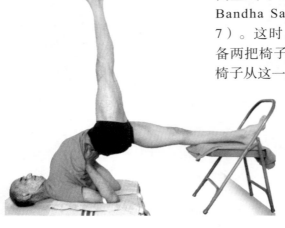

图3

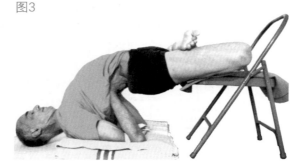

图4

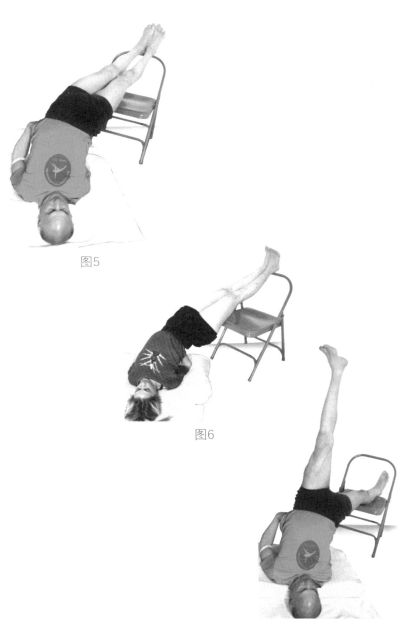

图5

图6

图7

第六章

后伸展体式

（Pūrva Pratana Sthiti）

椅子为练习者提供了很多选择，可以更好地打开胸廓、拉长下背部、激活背部肌肉，并借此为独立后弯做好准备。

6.1 蝗虫式（Śalabhāsana）

可以使用椅子来练习蝗虫式(Śalabhāsana)中的胸廓动作。

用椅座支撑手掌，双手下压，在上背部后弯的同时上提胸廓（图1）。

这个双臂向前伸展、手掌得到支撑的蝗虫式变体对下背部疼痛的练习者特别有益。它可以使练习者背部肌肉得到很好的锻炼，并且腰椎只承受适度的负荷。

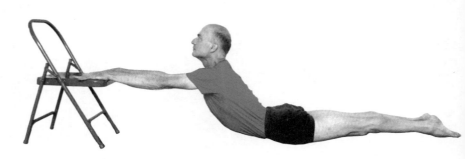

图1

6.2　上犬式（Ūrdhva Mukha Śvānāsana）

在这个体式中,用双臂来上提、打开胸廓。做这个动作时,很多练习者感觉自己的双臂太短了。椅子恰好可以帮助改善这一点。

变体1　手放在椅背上

与经典的做法相比，在这个变体中手臂的负荷减少，胸廓更容易上提，练习者可以专注于腿部动作。

> 准备一把椅子，椅背朝向练习者。

> 双手握住椅背，骨盆向前移动，直到前腹股沟碰到椅背。

> 背部后弯。双肩向后、向下旋。伸展脊柱和颈部，向上看（图1）。

> 尾骨内收。收紧膝盖。上提并打开胸廓。

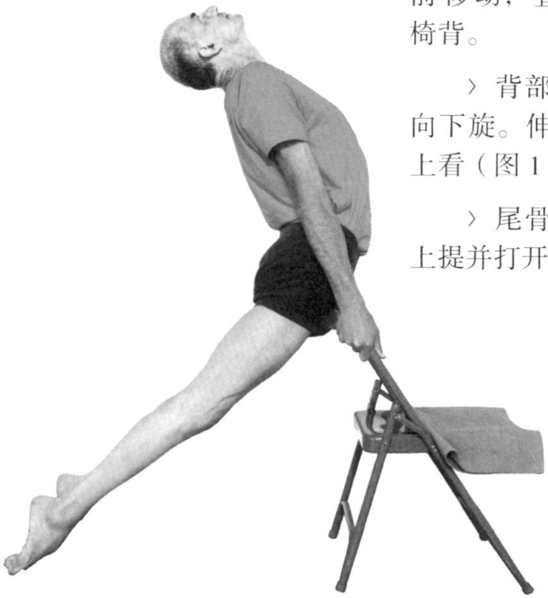

图1

> 准备一把椅子，椅座朝向练习者。

> 手掌放在椅座上。骨盆向前移动，直到前腹股沟碰到椅座。

> 背部后弯。双肩向后、向下旋。伸展脊柱和颈部，向上看。

> 为了帮助双肩后旋，手掌可以朝外（图1）。

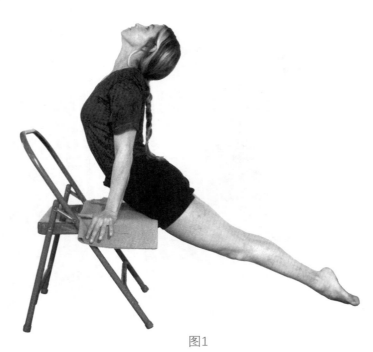

图1

胸廓应该在两臂之间向前移动。如果椅座窄于胸廓，可在椅座上放一块木板，手掌放在木板两端。木板下面要铺一张折叠的瑜伽垫，以免其滑动（图2）。

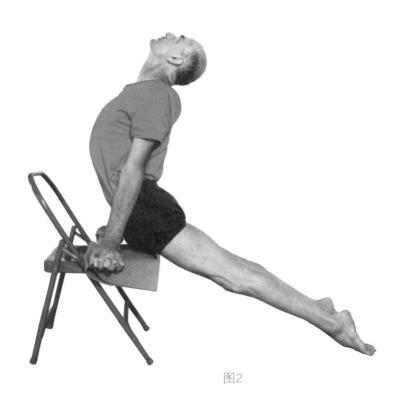

图2

6.3 双脚内收直棍式 （Dwi Pāda Viparīta Daṇḍāsana）

这是一个高级的后弯体式(《瑜伽之光》，图516)。但若用椅子辅助，几乎每个人都可以停留在体式中，享受体式所带来的益处。

变体1　双腿穿入椅背下方

这是一个完成体式的经典预备变体。需要一条瑜伽带和一张防滑瑜伽垫。大多数人需要使用折叠好的毯子调整椅座高度和 / 或使用砖支撑脚跟。

根据下列指导完成体式：

> 准备一把椅子，离墙适当距离放好，椅背朝墙。椅座上放一张折叠瑜伽垫，还可再放一条折叠好的毯子作为缓冲。

> 面向墙壁，坐下，双腿穿入椅背下方。大腿上端系一条瑜伽带，收紧。

> 双手握住椅背，仰卧在椅座上，肩胛骨与椅座的前缘对齐。

> 上提并打开胸廓。双臂用力，激活肩胛（图1）。

> 在这个位置停留片刻，然后上身朝着地面继续下滑，直到肩胛底部刚刚超过椅座前缘。双臂穿入椅子的前腿，双手掌心朝上握住椅子后面的横档或椅子的后腿。

> 伸直双腿，双脚抵住墙（图2）。

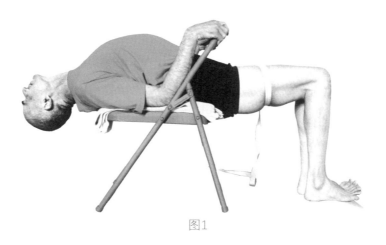

图1

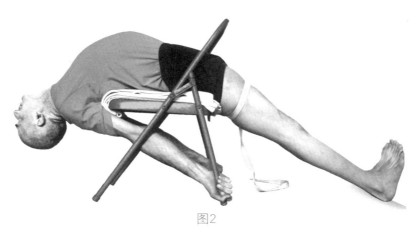

图2

如果在练习时发现很难伸直双腿，可用砖垫高脚跟（图3）。

〉 在体式中保持几分钟，然后松开双臂，在头后抱住双肘。双肩保持后旋，双肘伸展并下落（图4）。

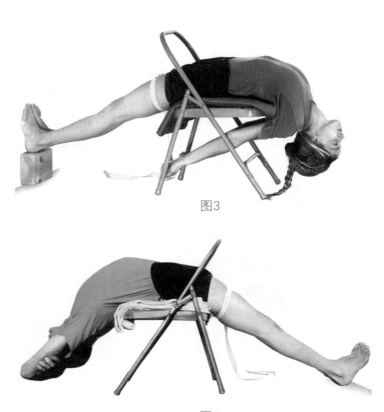

图3

图4

椅子瑜伽
习练指南

〉随后可以伸展双臂，将手背放在地面上（图5）。

〉逐渐地滑出椅子（朝头的方向），伸展背部各个区域。双脚随之离开墙面。

〉如有可能，双肘绕着椅子前腿弯曲，头顶落在地面上（或落在叠好的毯子上），这会让你更加接近经典体式（图6）。

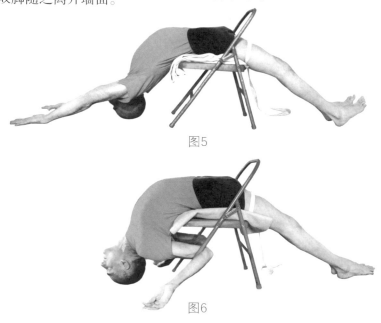

图5

图6

☼ 在体式中停留时，练习者常常会意识到为什么B.K.S.艾扬格在《瑜伽之光》中会写道："这种令人振奋的体式能够使脊柱保持健康，而且胸廓完全伸展。……这个体式对于头脑有很好的舒缓作用，因此，受到情感困扰的人会发现它的益处。"该体式还可以为心脏带来活力，改善血液循环。

☼ 毫不奇怪，使用椅子来辅助这个体式的练习是如此普遍。在普纳，在普尚·艾扬格（Prashant Iyengar）教授的一些瑜伽课上，这个体式会练习一个多小时。

可用一条瑜伽带将骨盆抬
得更高一些。

> 将一条解开扣的瑜伽带
展开，横放在椅座上。

> 双腿穿过椅背，坐在椅
子上，将瑜伽带绕在骶带上。

> 瑜伽带的两端穿过椅背，
绕过椅背顶部，相互交叉，右
手拽住左边的带子，左手拽住
右边的带子（图1）。

> 背部后弯，用椅座边缘
支撑，拽住瑜伽带的两端提起
骨盆（图2）。

这个变体非常温和，可以
作为一个很好的热身，特别适
用于由于某些原因（例如分娩
或生病）使后弯的练习中断了
一段时间之后的重新练习。

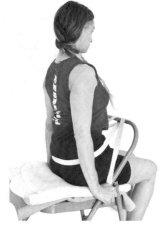

图1

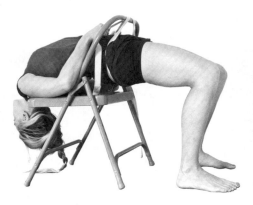

图2

也可以将瑜伽带环绕椅背，扣紧（图3）。

为了强化后弯和伸展，双腿伸直、拉伸，尾骨进一步内收（图4）。

许多人在这个体式中会感到下背部疼痛，骨盆上提可以使之得到缓解。

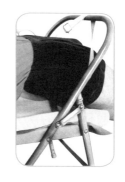

图3

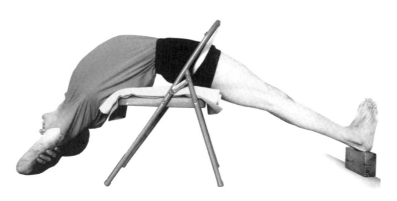

图4

可以用一张卷起的瑜伽垫来加深动作、缓解体式中存在的一些问题。下面展示三种做法：

支撑骶尾带

〉在臀部下方，纵向放置一张卷起的瑜伽垫，与脊柱对齐（图1）。

这样可以缓解下背部的压力。

辅助者可轻轻地拉住卷起的瑜伽垫，拉长练习者的骶骨区域。

支撑胸廓

〉在胸廓中部区域下方，横向放置一张卷起的瑜伽垫（图2）。

支撑腰椎

〉在腰椎中部区域下方，横向放置一张卷起的瑜伽垫（图3）。

这可以缓解腰椎区域的压力。

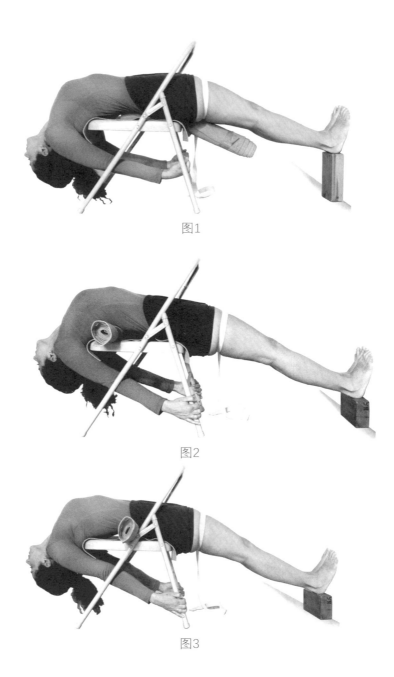

图1

图2

图3

这个体式里，在大腿后侧朝墙的方向拉长的同时，要保持大腿前侧有力地向下推。为了演示它的效果，辅助者可以站在练习者的大腿上（图1）。这样的辅助非常令人愉悦，因为大腿上额外的重量有助于打开胸廓。

☼ 我在教这个体式时，发现自己可以从一个学生的大腿上走到另一个学生的大腿上。

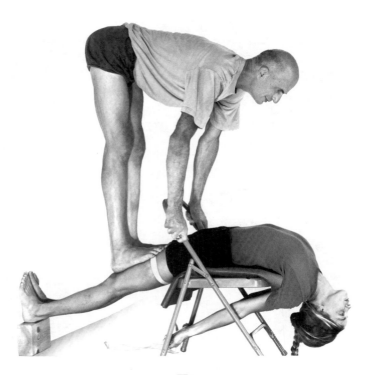

图1

变体5　下滑到飞轮式（Chakra Bandhāsana）

（《瑜伽之光》，图 524）

　　＞ 身体再稍微向椅子外边滑一点，直到头部触地（如果需要，可以在地上放置一条折叠好的毯子）。

　　＞ 屈肘，握住椅子前腿（图1）。如果手够椅腿比较困难，可以在椅腿上绕一条瑜伽带，手握瑜伽带。

⚠ **警告**

　　变体5至变体9只适合高级练习者。

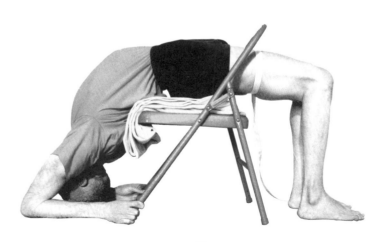

图1

（《瑜伽之光》，图 512）

> 屈膝，脚踝前侧或胫骨放在椅子后横档上。

> 手臂穿入椅子前腿之间，握住脚踝（图1），或者在头顶双肘相抱（图2）。

> 如果可能，进一步弯曲膝盖，将脚背放在椅子的前横挡上（图3）。

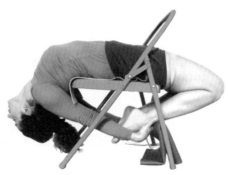

图1

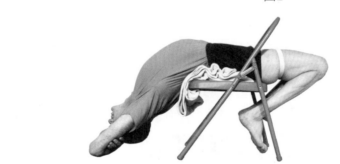

图2

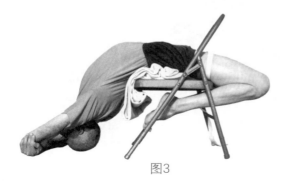

图3

变体7　进入上弓式（Ūrdhva Dhanurāsana）

（《瑜伽之光》，图 482）

> 从倒手杖式（Viparīta Daṇḍāsana）屈腿，脚跟放在椅子后腿上。

> 手掌放在地面上，尽可能靠近椅子前腿。

> 躯干从椅座上提起，耻骨区域向椅背方向移动（图1）。如果可能，用耻骨抬起椅子（图2）。

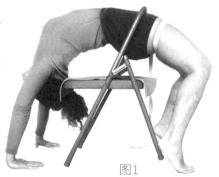

图1

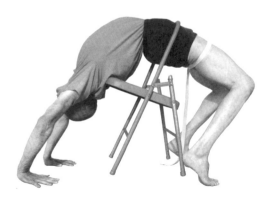

图2

（《瑜伽之光》，图 521）

坐到椅子上，如双脚内收直棍式（Dwi Pāda Viparīta Daṇḍāsana）所示（请参阅本书第 180 ~ 181 页），只有一条腿穿入椅背下方。另一条腿放在椅背上，屈膝。

〉 用瑜伽带拉住抬起腿的脚后跟，然后伸直双腿。

〉 首先，抬起腿垂直向上伸展（图 1），然后将抬起腿拉向身体，可进一步伸展腘绳肌（图 2）

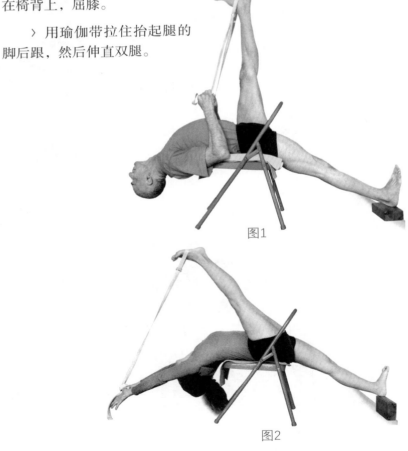

图1

图2

变体9 束角式（Baddha Koṇāsana）

可以在椅子上盘腿，进入莲花式（Padmāsana）。双腿交盘，可以防止腿部松开。

准备一条瑜伽带。

>瑜伽带环绕椅背，扣住。

> 屈腿到束角式（Baddha Koṇāsana），用瑜伽带支撑双脚（图1）。

> 仰卧在椅座上，后弯（图2）。

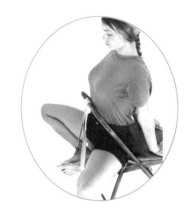

图1

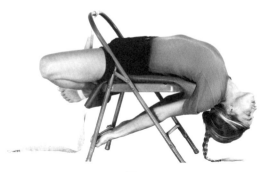

图2

结束椅子双脚内收直棍式
（Dwi Pāda Viparīta Daṇḍāsana）
的常见做法是：屈膝，吸气，
上提胸廓和头部，坐起。

我个人感觉另外一种做法
更妥帖，请尝试：

> 屈膝，双脚穿入后横档
下方。脚趾向后伸展（图1）。

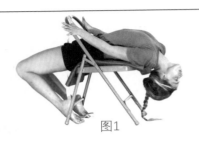

图1

> 从椅子上向下滑，直到
双膝落地。身体向后躺在椅座
上，在头顶抱住双肘（图2）。

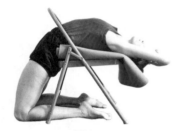

图2

这是有支撑的鸽子式
（Kapotāsana）。这样躺在椅
子上，将气吸带到打开的胸廓，
令人非常放松。

> 从椅座上提起躯干时，
将椅背一起带起来，坐在脚跟
上，椅背在身前。背部靠在倾
斜的椅座上（图3）。

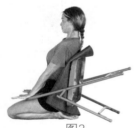

图3

> 然后，可以使用椅腿辅
助，向两侧扭转（图4）。

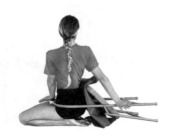

图4

也可以借助椅子的另一侧练习双脚内收直棍式（Dwi Pāda Viparīta Daṇḍāsana）。如果要接着进入单脚内收直棍式（Eka Pāda Viparīta Daṇḍāsana），这个变体更有优势。

> 椅子放在与墙距离适当的地方，椅座朝着墙。在椅座上放一张折叠好的瑜伽垫，也可再加一条折叠好的毯子作为缓冲。

> 环绕椅背挂一条瑜伽带，扣好。

> 坐在地面上，背对椅座，双腿朝墙。

> 仰卧在椅座上，双臂、头部、胸廓逐一穿过椅背空档。

> 背部后弯，双脚抵墙，双腿伸展。

> 现在，进入单脚内收直棍式（Eka Pāda Viparīta Daṇḍāsana）：弯曲一条腿，将准备好的瑜伽带套在脚后跟上，将瑜伽带蹬紧，单腿向上伸展（根据需要调整瑜伽带的松紧度）。这是有支撑的单脚内收直棍一式（Eka Pāda Viparīta Daṇḍāsana Ⅰ）（《瑜伽之光》，图 521）（图 1）。

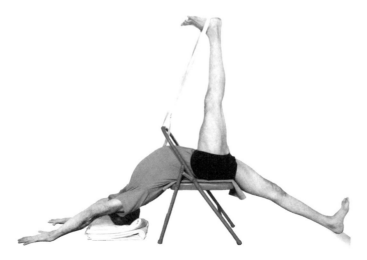

图1

也可以上提双腿进入倒箭式（Viparīta Karaṇī）。显然，用这种方式进入椅子，抬腿进入单脚内收直棍式变体要容易一些，因为这样做椅背不再碍事。此外，瑜伽带对椅背施力，使练习者在双臂伸展过头（或者十指在头部后侧交扣，未图示）的同时，保持双腿激活。

从这里，进入单脚内收直棍二式（Eka Pāda Viparīta Daṇḍāsana Ⅱ）（《瑜伽之光》，图 523)。

　＞ 屈下方腿，脚背抵在椅子前横档上。上方腿继续蹬瑜伽带。

　＞ 屈肘，握住椅子后腿（图 2)。

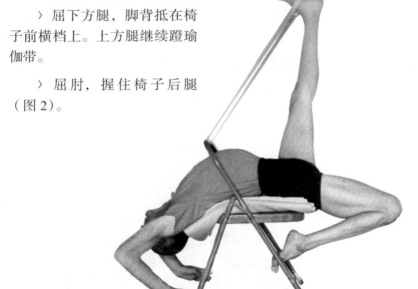

图2

〉 使用瑜伽带做双脚内收束角式（Dwi Pāda Viparīta Baddha Koṇāsana）。调整瑜伽带的长度，使双脚与椅座同高（图3）。

〉 最后，双腿交盘到莲花式（Padmāsana），双手在头顶互抱双肘。这是双脚内收莲花式（Dwi Pāda Viparita Padmāsana）（图4）。

〉 出体式时，先松腿，然后朝前椅腿的方向下滑，直到双膝落地。如果需要，可以提前准备一个抱枕来支撑双膝。

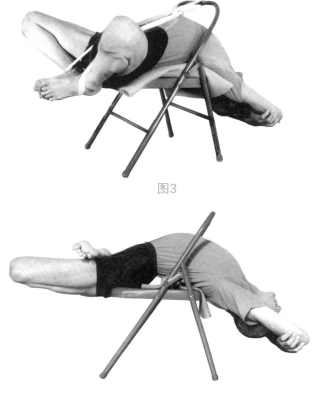

图3

图4

6.4 骆驼式（Uṣṭrāsana）

这里用椅子来支撑背部，使胸廓进一步打开，同时也能延长体式的保持时间。

变体1 椅座支撑（用两个抱枕）

〉 把两个抱枕横放在椅座上。背对椅座跪立，双脚和小腿滑动到椅子下。

〉 胫骨下压，背部后弯，靠在抱枕上。如果练习者身材高大，头部会得到椅背的支撑（图1）；否则，用一条卷起的毯子支撑颈部后侧。手握椅背（图2）。

用墙辅助：

〉 椅子距墙适当距离放好，椅背朝墙。

〉 双臂伸展过头，手指尖推墙（图3）。

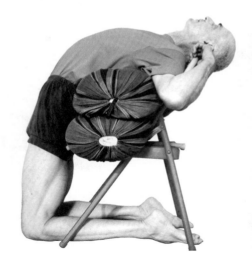

图1

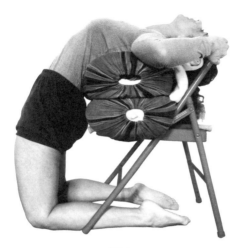

图2

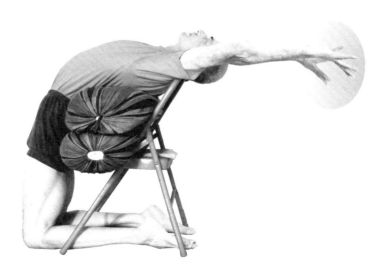

图3

变体2 椅背支撑

> 跪立，背对椅背。

> 背部后弯，靠在椅背上。椅背支撑背部时，应抵在肩胛骨下方（图1）。

练习者可以根据需要，使椅子适当倾斜，来调整椅背的高度（图2）。

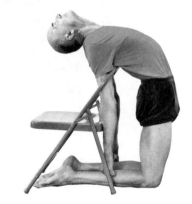

图1

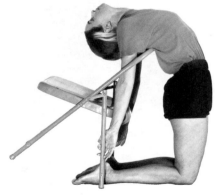

图2

练习者也可以面向墙进入体式（图3）。

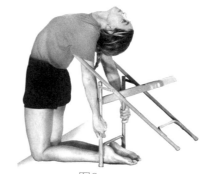

图3

　　墙壁可用做参照物。耻骨顶墙，以确保大腿垂直，并帮助尾骨内收。

　　还可以将椅子折叠，抵墙：

　　﹥ 折叠椅子，椅腿抵墙。椅座朝下。

　　﹥ 练习者背对墙，跪立在椅子前面。将椅背抵靠背部。椅背应靠在骶骨带（图4）或中背部（图5）。

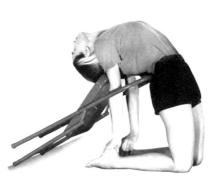

图4

　　﹥ 稍微展开椅子，将手臂从椅背和椅座之间穿入。

　　﹥ 身体后弯，手掌放在脚底上，进入体式，这是经典体式（《瑜伽之光》，图41）。

　　椅子抵墙，确保椅子保持稳定，为后弯动作创造一个极佳的支点。

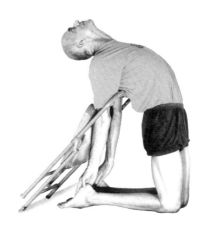

图5

> 练习者面对椅子跪立，使骨盆区域紧贴椅座前缘。

> 双手握住椅座，背部慢慢后弯（图1）。

> 继续推动骨盆（如果练习者身材高大，则为前腹股沟）抵住椅座，双臂移至背后。如同经典体式的做法，手掌放在脚底上（图2）。

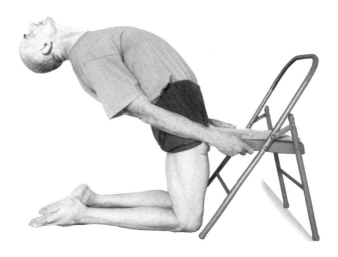

图1

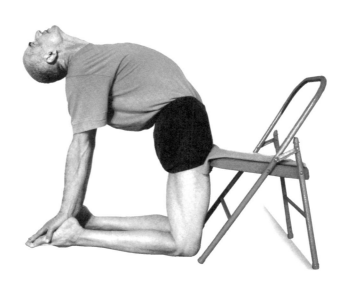

图2

6.5 上弓式 (Ūrdhva Dhanurāsana)

上弓式 (Ūrdhva Dhanurāsana)（《瑜伽之光》，图 482）对于许多练习者来说都很有挑战性。针对上弓式，有多种方法可以使用椅子，辅助身体上提，进入后弯，并能够使练习者更加舒适地保持体式。

下面的变体可以起到下列作用：
· 为体式做准备，使体式更易进入；
· 支撑身体，以保持更长时间；
· 改变体式的几何形状，以达到不同的体式效果。

变体1　准备，仰卧在抱枕上

> 椅子侧面朝着墙放好，距离墙壁约75厘米，在椅座上横向放置一个抱枕（平行于椅背）。

> 仰卧在抱枕上，头部朝墙。抱枕应支撑背部和臀部。

> 保持双膝弯曲，手臂伸展过头，手掌或指尖触墙（图1）。

> 一旦习惯了这种后弯，就逐一伸直双腿，双腿伸展，脚跟用力压地（图2）。

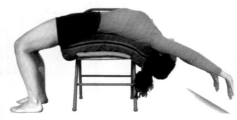

图1

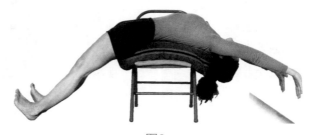

图2

如果背部需要更宽的支撑，则可使用两把椅子。把椅子靠在一起，在椅座上放两个或三个抱枕（图3、图4、图5）。

　　这个预备性的变体可以打开胸廓，并有助于改善双肩的活动。

　　这是一个很好的热身练习，为真正的体式练习做准备。尚未准备好独立完成体式的练习者，会发现这是一个令人精神兴奋的替代体式。

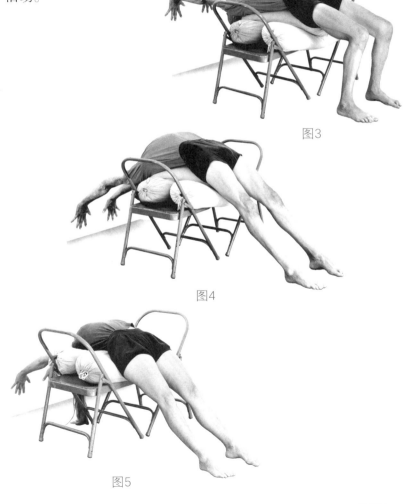

图3

图4

图5

变体2　用椅子进入体式

椅子正放

> 椅背靠墙放好。椅子前面横向放一个抱枕。

> 坐在抱枕上，身体向后倚靠椅座的前缘（图1）

> 身体抬起，仰卧在椅座上，双手握住椅背（图2）。

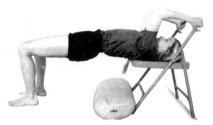

> 现在，进一步抬起身体，将头顶放在椅座上（图3）。

图2

> 然后，双手移到墙上，双手推墙，身体提高。手臂伸直，利用墙的支撑，在这个后弯的体式中保持（图4）。

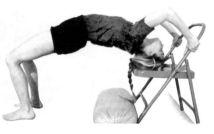

> 出体式时，屈臂，屈膝，身体放低落到椅子上。然后，坐到椅子前的抱枕上。

图3

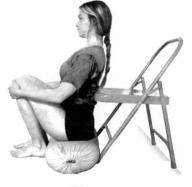

图1

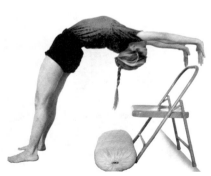

图4

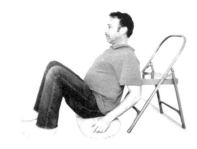

图5

☼ 以这种方式使用椅子，进入体式相当容易。我们请一名摄影师（初学者）尝试一下，他毫不费力地就把自己抬起来，进入了体式。图5～图8为他的照片。

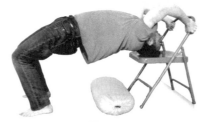

图6

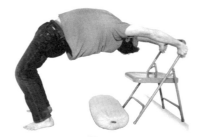

图7

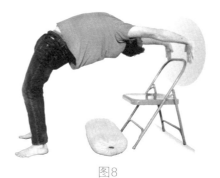

图8

　　图 9、图 10、图 11 展示的
是另一种上提身体进入上弓式
（Ūrdhva Dhanurāsana）的方法，
椅子倒置使用。

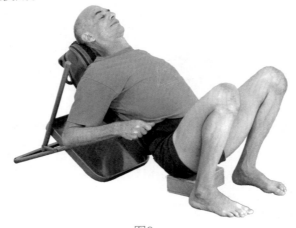

图9

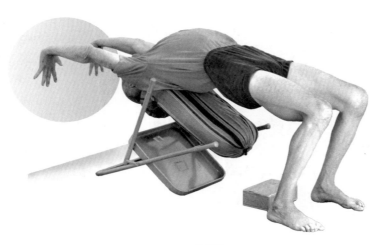

图10

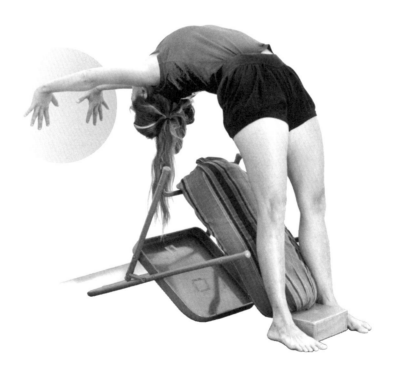

图11

变体3 椅子支撑背部

这是另一种轻松进入体式并可舒适地保持较长时间的方法。

〉 椅背朝墙放置，距墙约1米。坐在椅子上，在背部和椅背之间纵向放置一个或两个抱枕（图1）。

〉 背部后弯，身体上提。手臂伸展过头，双手触墙。

〉 保持体式，椅背和抱枕支撑背部，同时双手推墙（图2）。

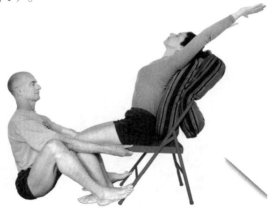

图1

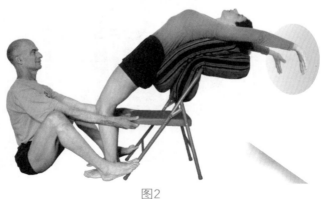

图2

开始时，请辅助者扶住椅子以防其倒下，这样更安全一些。然而，高级练习者则可以不用抱枕，直接轻松地独立完成这个变体。

> 椅背朝墙放置，距墙约1米。在椅背上放一张折叠好的瑜伽垫，坐在椅子上。

> 脚跟放在椅子的前腿上，以防椅子倾斜。

> 身体从椅子上提起，同时上身后弯；椅背支撑中背部。手臂伸展过头，双手触墙(图3)。

> 进一步后弯，手掌逐一慢慢向下移（图4）。

这种变体增加了上背部和双肩的灵活性，使上半身能够更深地进入后弯。

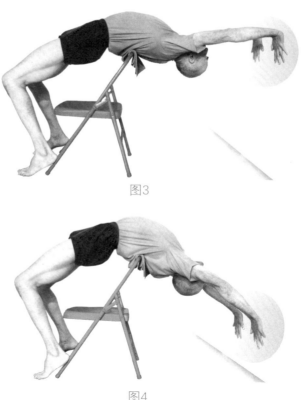

图3

图4

> 椅背朝墙放置，距墙约1米。在椅背上放一张折叠好的瑜伽垫，在椅座上纵向放一个抱枕。

> 练习者面向墙，站在椅子与墙之间。

> 骶骨区域靠在椅背上，尾骨深深地内收。如果需要，可以抬起脚跟（图1）或将脚放在砖上。

> 身体越过椅背，后弯，头放在抱枕上。若练习者身材高大，则不需要椅座上的抱枕。

> 如果可能的话，伸展双臂，双手握住椅子前腿（图2）。

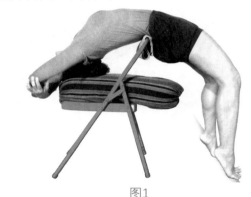

图1

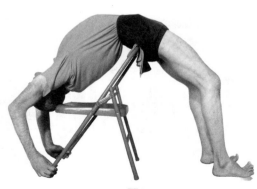

图2

辅助者可以帮助练习者伸展手臂，加深后弯。

﹥ 辅助者的一只脚踩在椅座上。练习者后弯后，抓住辅助者的腿。辅助者轻拉练习者的手臂，同时将练习者的肱三头肌朝着练习者的面部内旋。

这种变体增加了下背部的灵活性，有助于尾骨和骶骨保持充分上提。如果需要增加高度来支撑背部，可以用抱枕代替瑜伽垫（图3）。

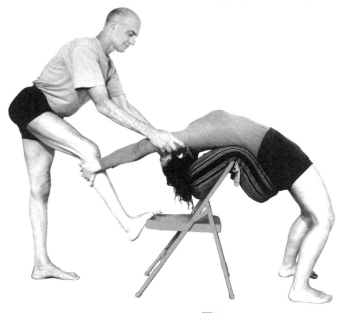

图3

这一变体尝试从地面上直接进入体式。

椅座朝墙

> 椅座朝墙放置。

> 仰卧，头部靠近椅子，双手抓握椅子后腿。把椅子略微推向墙壁。椅子将滑动并稍微折叠，直到被墙顶住（图1）。

> 抬起身体，头顶放在地面上。手臂和头部下压，以使肩胛骨内收，上背部后弯（图2）。

> 双手握椅腿，身体远离椅子，双臂伸直。上臂由外向内旋（三头肌旋向面部），确

保肘部伸直（图3）。

> 双脚稍微向内走，不要屈肘，胸廓更加靠近墙壁（图4）。

握住椅子，让双手得到锚定。手掌也得到一个更高的支撑，使之保持内旋，这两者都有助于手臂上提和内旋。

如果练习者发现自己难以从地面上提起身体，背部可仰卧在抱枕上。

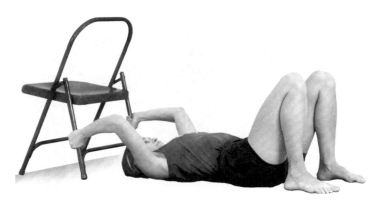

图1

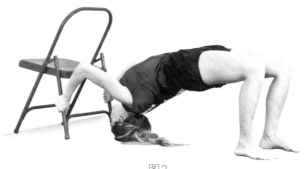

图2

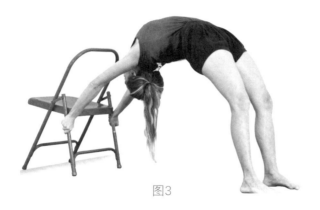

图3

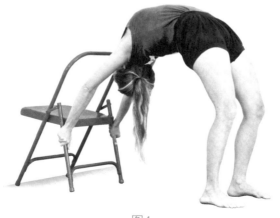

图4

椅背朝墙

椅背朝着墙时,也可以完成这个变体;但是,应该注意,练习者要强有力地将椅腿向下推,以防椅子滑动,朝着墙的方向折叠。

> 椅背朝墙放置。

> 双手握住椅子前腿,双手下压抬起身体。头顶放在地面上。肩胛上提(图5)。

> 身体进一步上提,头部后侧放在椅座上。

> 双手下落,抓握椅腿(图6),或者放到地面上(图7)。

如图6、图7所示,将头部放在椅座上,对于打开胸廓有特殊的效果。

> 在体式中保持几分钟后,双手抬高,下推椅座,伸直手肘。

一旦将手掌放到椅座上并伸直手臂,如图8所示,体式的几何形状就会改变。手臂的负荷显著减小,练习者能更轻松地上提胸廓,并保持体式。

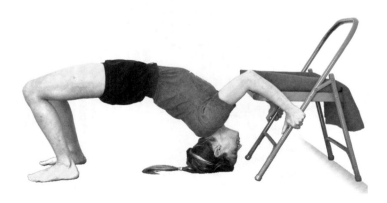

图5

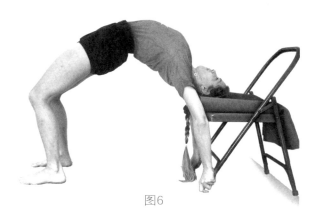

图6

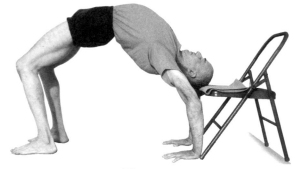

图7

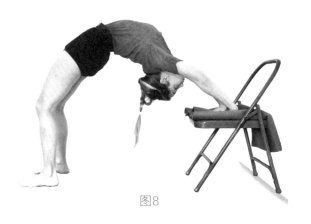

图8

这个变体以另一种方式改变了体式的几何形状。

> 椅背朝墙放置。将一张防滑的瑜伽垫放在椅座上。

> 在地面仰卧，双腿靠近椅子，然后将双脚放在椅座上。

> 双手撑地，抬起身体，将头顶放在地面上（图1）。

> 吸气，然后呼气，双手进一步撑地，伸直双臂（图2）。

> 如果身体稳定，可以抬起一条腿，尝试做单腿上弓式（Eka Pāda Ūrdhva Dhanurāsana）（《瑜伽之光》，图500～图502）（图3）。

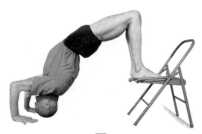

图1

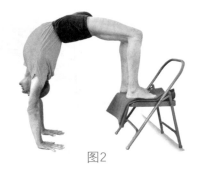

图2

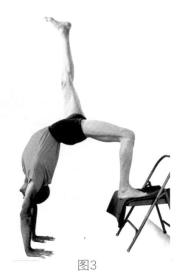

图3

双脚放在椅座上时，双臂要非常用力地抬起身体。一旦身体起来，则更加容易保持双肘伸直、肩胛内收、胸廓打开。

由于双脚得到了高位支撑，骨盆（耻骨）是水平的，所以下腹部绝对没有压力。

下腹部保持柔软和放松；因此，定期练习上弓式（Ūrdhva Dhanurāsana）的女性可以在（正常）怀孕期间或者在剖宫产分娩后做这个变体（当然，只能在手术恢复之后）。

然而，在这些情况下，双手下撑进入体式是不合适的，因此需要辅助者来帮助练习者进出体式（图4、图5）。

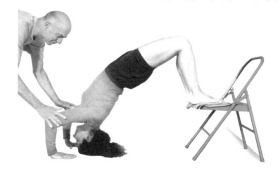

图4

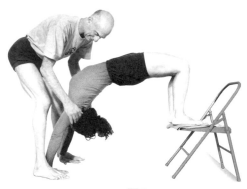

图5

6.6 上弓二式（Ūrdhva Dhanurāsana Ⅱ）

《瑜伽之光》中图483～图486展示了如何从山式（Tāḍāsana）后弯进入上弓式（Ūrdhva Dhanurāsana）；B.K.S. 艾扬格这样写道："练习这个体式时，请朋友帮忙或者借助一堵墙会很有帮助。"不过，也可借助椅子按下列方式来练习。

> 双腿分开，与骨盆同宽，背对椅背站立。双手握住椅背。

> 胸廓上提，背部后弯。双手握住椅背来提起胸廓，并将肩胛向前推入身体（图1）。

> 在保持胸廓上提的同时，利用椅子支撑背部进一步后弯（图2）。

> 如果可能，略微屈膝，双手手掌放到椅座上（图3）。

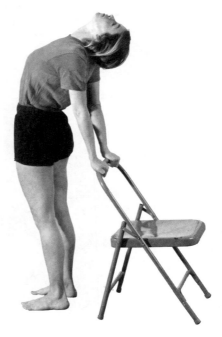

图1

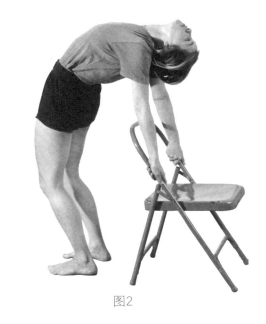

图2

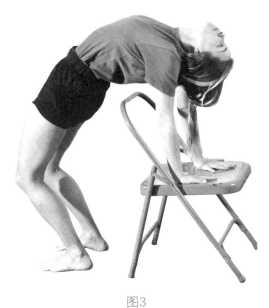

图3

6.7 双腿放低进入双脚内收直棍式 （Dwi Pāda Viparīta Daṇḍāsana）

高级练习者可以从头倒立式（Śīrṣāsana）开始，双腿下落，进入这个体式（《瑜伽之光》，图517~图520）。这需要平衡、控制和灵活性。学习时，椅子可以用作双脚的中间着陆点。

要做好准备，可能需要开肩。可按以下方式练习：

> 双手夹砖，双掌距离与肩同宽。

> 靠近椅子，跪立，双肘放在椅背上。

> 胸骨远离双臂，创造双肩的活动幅度。避免将胸骨推向地面（图1）。

进入体式：

> 背朝椅座，与椅子距离适当，做头倒立式（Śīrṣāsana）。

> 双膝弯曲，双脚指向椅子（图2）。

> 在身体后弯的同时，双肩持续上提、肩胛持续内收。

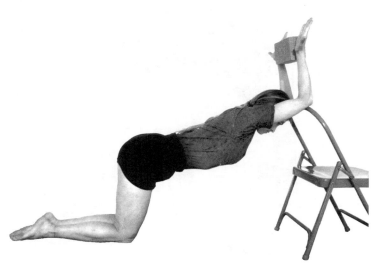

图1

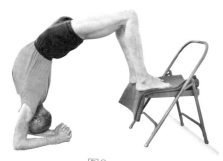

图3

〉进一步后弯，直到双脚落在椅座上（图3）。肩胛有力上提。

在学习过程中，练习者可能会担心脚放不到椅子上。辅助者可为练习者提供保护，如果需要的话，还可调整椅子的位置（图4、图5）。

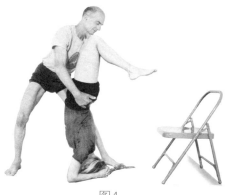

图4

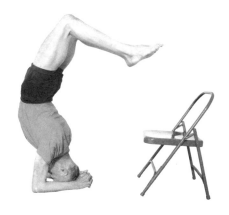

图2

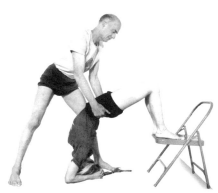

图5

6.8 蝎子一式 （Vṛścikāsana Ⅰ）

这是一个高级体式（《瑜伽之光》，图536～图537），椅子有助于练习者朝着这个高级体式努力。双腿向后放低进入体式的方式与双脚内收直棍式（Dwi Pāda Viparīta Daṇḍāsana）（参见第222页～223页）类似，但是这里练习者是从孔雀起舞式（Pīnchā Mayūrāsana），而不是从头倒立式（Śīrṣāsana）进入。

﹥ 握住椅腿，身体向上，进入孔雀起舞式（Pīnchā Mayūrāsana）。

﹥ 弯曲双膝，双脚指向椅子。

﹥ 双肩保持上提。肩胛保持内收，同时身体后弯。

﹥ 身体进一步后弯，直到双脚落到椅背上（图1）。

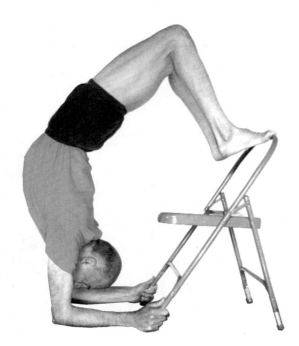

图1

> 双脚落到椅座上。胸廓保持前推，双脚移向背部方向（图2）。

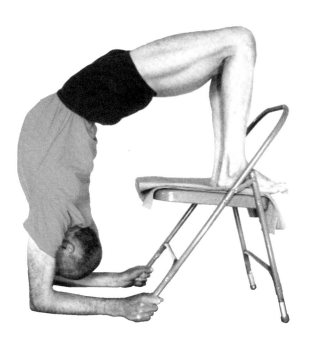

图2

6.9 单腿鸽王一式 （Eka Pāda Rājakapotāsana Ⅰ）

椅子可以通过两种方式帮助练习者朝着这个高级体式(《瑜伽之光》，图542）努力。

变体1 椅子放在身体前

左腿在前：

> 椅子离墙适当距离，椅座朝墙。

> 弯曲左腿，放在椅子下面（可用折叠好的毯子支撑左臀部）。

> 弯曲右腿，胫骨前侧和脚背抵墙。

> 前臂放在椅座上，手掌向下撑住椅座，上提胸廓，身体后弯（图1）。

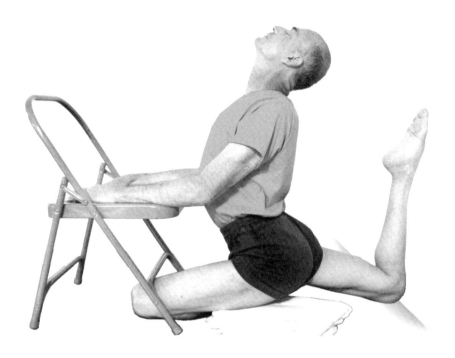

图1

左腿在前：

› 椅背靠墙。椅座上放一张折叠好的瑜伽垫，并在其上放置一个杠铃片（以防椅子倾斜）。在椅背上套一条瑜伽带，扣好。

› 弯曲左腿，放在体前地面上。弯曲右腿，前脚踝抵靠椅座。

› 双手抓住瑜伽带，拉动瑜伽带，同时上提胸廓，朝着椅子方向后弯（图1）。

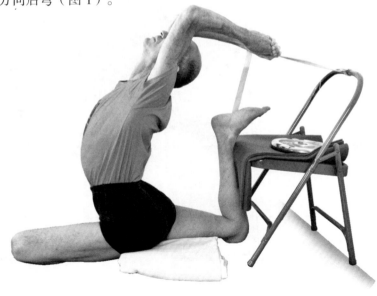

图1

练习者可能会因为椅子不稳而感到困难。辅助者可坐在椅子上，使椅子稳定，还可轻拉练习者手臂，帮助练习者后弯。

　　在图 2 中，辅助者用右脚来展宽和降低练习者的右侧骨盆，用左膝支撑练习者的上背部。

⚠ 警告

　　这个变体只适用于高级练习者。辅助者应是经验丰富的艾扬格瑜伽教师。

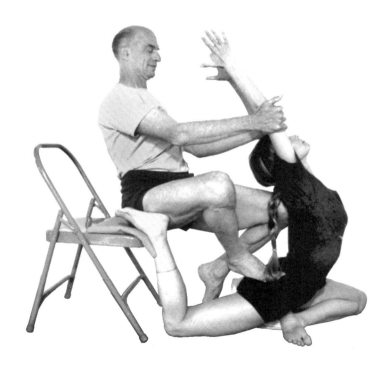

图2

6.10 舞王式（Naṭarājāsana）

椅子可以帮助练习者朝着这个高级而优雅的体式（《瑜伽之光》，图590）努力。

用椅子支撑右膝：

> 把椅子放在身后的适当位置，椅背对着练习者。椅子上可放一个 10 千克的杠铃片或者其他重物，以防椅子倾斜。

> 瑜伽带套在右脚上，身体微微前屈，用瑜伽带拉起右腿，右膝放在椅背上。

> 右肘画圈向上抬起。进一步拉动右脚向上，然后上提胸廓，后弯。

> 左手也抓住瑜伽带（图1），或者将左臂朝着斜上方伸展。

后方膝盖的支撑物——椅背应与骨盆同高；因此，高个子的练习者可能需要在椅背上放置折叠好的毯子以提高支撑点（图2）。如果在练习过程中难以保持平衡，可站在墙前，左手放在墙上帮助身体稳定（图3）。或者，辅助者可以坐在椅子上抓住练习者的双臂（图4）。

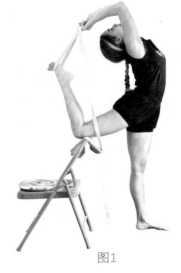

图1

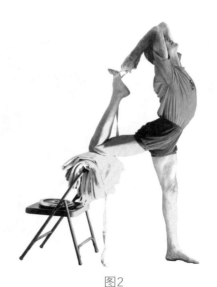

图2

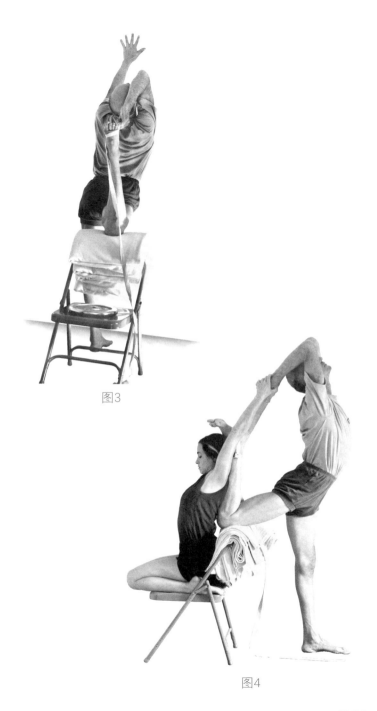

图3

图4

6.11　后仰支架式（Pūrvottānāsana）

这个体式（《瑜伽之光》，图171）的挑战之处在于骨盆和胸廓都要上提。向后仰卧在椅座上，既支撑骨盆，又支撑胸廓，从而让练习者能在体式中保持更长时间，同时充分伸展身体前侧。

〉 仰卧在椅座上，保持骨盆在椅背下方，双脚掌着地，双手掌压地，虎口位于前椅腿处（图1）。

如果手掌够不到地面，可用砖支撑。

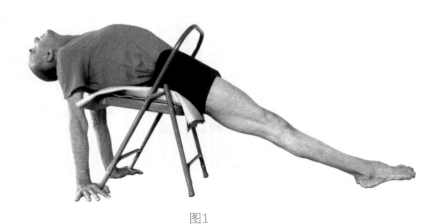

图1

第七章

腹部收缩体式

（Udara Ākunchana Sthiti）

　　腹部收缩体式可以锻炼腹部肌肉，按摩腹部器官，加强身体核心力量。关注身体腹部核心区域，并深入理解其解剖学结构是瑜伽练习中非常重要的内容。

　　这些体式不但可以减少腰部区域的脂肪，而且可以调理腹部器官，改善它们的功能。后者比前者更重要。

7.1 完全船式（Paripūrṇa Nāvāsana）

对于大多数人来说，进入这个体式并保持几秒钟是一个挑战。可用椅子辅助练习，增强力量和耐力，为这个经典体式做好准备。

变体1 小腿肚放在椅子上

> 坐在椅前的地面上。

> 将小腿中部肌肉放在椅座的前缘。双手握住椅座，拉向双腿，与双腿形成拮抗。这将帮助练习者打开胸廓，上提骶骨并使其远离地面，背部凹陷（图1）。

> 双手松开椅座，双臂向前伸展，并平行于地面。在伸展双臂和双腿时，保持背部凹陷（图2）。

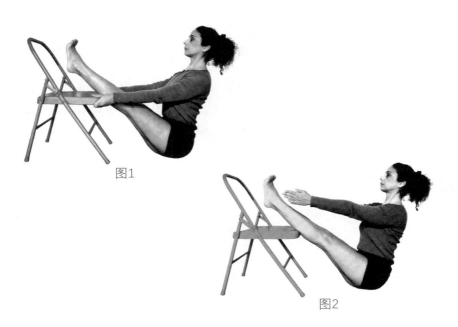

图1

图2

变体2　坐在两把椅子之间

› 两把椅子相对而放，距离适当。

› 坐在一把椅子上，小腿中段放在另一把椅子上。

› 骨盆稍向前移、向下放，同时手掌向下撑住椅座（图1）。

› 身体缓慢下降，直到臀部落到地面。抓住身后的椅腿。双肩后旋，背部凹陷（图2）。

› 手臂向前伸展，平行于地面（图3）。

在这个变体中，体式得到椅子充分的支持，能延长体式保持的时间。准备好时，尝试提起双腿，使它们离开椅子几秒钟。

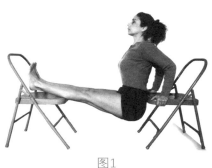

图1

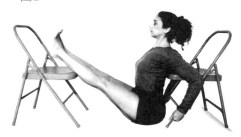

图2

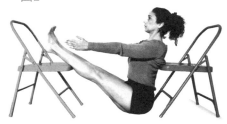

图3

7.2　上伸腿式（Ūrdhva Prasārita Pādāsana）

对于腘绳肌短的练习者来说，让腿部垂直于地面会很困难。这些练习者可以把腿向下放一些，或者提起骶带。使用椅子可以支撑骶带，并逐渐拉长腘绳肌，直到可以达到90°。

〉 仰卧在椅子旁边。

〉 抬腿，移动椅子，使椅背支撑腿的后侧。抓住椅腿来稳定下背部。

〉 抬起臀部，将骶骨放在椅子的后横档上。保持此体式（图1）。

〉 一段时间后，身体可以下滑，直到骶带落在地上。继续让椅子支撑腿部（图2），双腿垂直于地面。逐渐地，试着拉动双腿离开椅子，以进一步调动腹部肌群。

也可以先将膝窝放在椅背上。在椅背上放一条毯子，增加支撑厚度，放松小腿。这能让练习者放松；创造双膝空间并且拉长韧带。如果膝关节韧带疼痛，假以时日，这个变体可能非常有助于缓解疼痛（图3）。

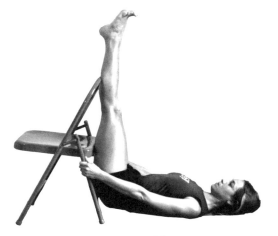

图1

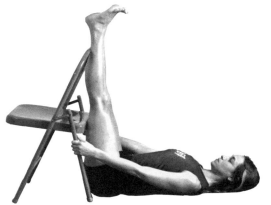

图2

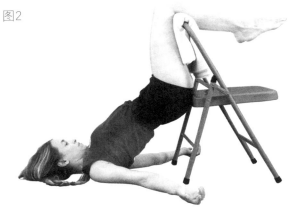

图3

7.3 拱背伸腿式（Uttāna Pādāsana）

在这个经典体式（《瑜伽之光》，图292）中，背部是拱起的，头顶放在地面上；不过，练习者可以如下所述，躺在两把椅子上练习，为经典体式做准备。

〉 两把椅子相对而放。椅座上放置一张折叠好的瑜伽垫，仰卧在上面。

〉 调整身体位置，让骶骨中部与一把椅座的后缘对齐。

〉握住同一把椅子的椅背，腿部上提到45°。腿部伸展，保持收紧、并拢（图1）。

如果椅子支撑骶骨中部很困难，可将身体向头部方向稍微滑动，让椅子支撑整个骶骨。

〉 抬起手臂，掌心相合，保持双臂与双腿平行（图2）。

如果上举手臂很困难，可以只练习第一阶段，直到腹部肌群培养出足够的力量，再上举手臂。

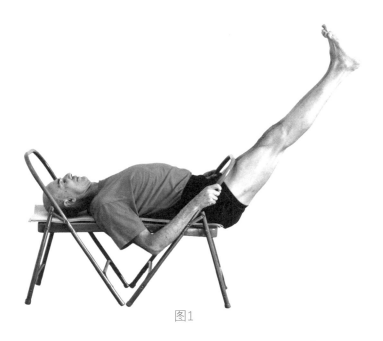

图1

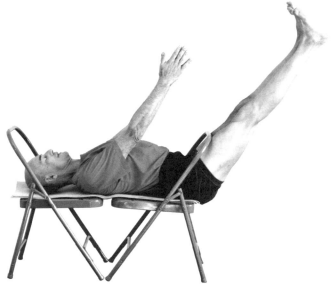

图2

第八章 疗愈体式

（Viśrānta Kāraka Sthiti）

我们整日忙于工作，忙于生活，好像忘记了休息，甚至不知道如何休息。懒洋洋地瘫坐在沙发上看电视谈不上是真正的休息。要真正休息，深度疗愈，必须创造体内空间。瑜伽辅具可以帮助我们在骨盆、腹部、胸部、颈部和头部创造空间，使我们可以在体式中停留更长时间，进行反思、内省，感受身心的深度放松。

在《艾扬格瑜伽教程（入门篇）》中，吉塔·S.艾扬格写道："这些体式……是用来让身体休息的。意识和觉知将我们的身体从内部解剖开来，各个器官好像都被拆开了，充分地吸收氧气，彻底休息。不过，必须在体式中停留5到10分钟，身体才能彻底恢复。"

8.1 仰卧英雄式（Supta Vīrāsana）

这个体式（《瑜伽之光》，图96）可以主动地练习，也可以用支撑物辅助，被动地练习。如果有辅助支撑，这则是最好的深度放松和疗愈体式之一。它可伸展和按摩大腿前侧，改善膝盖的灵活性和健康度。对于一些练习者来说一个抱枕是不够的，他们需要更高的支撑，以舒适地保持体式。而倒置的椅子可以提供这样的支撑，几乎所有练习者都能因此享受这个体式。

〉 翻转椅子，并在其横档（现在朝上）上纵向放置一个抱枕。在椅子前面放置一条或两条折叠好的毯子。

〉 英雄式（Vīrāsana）坐立，臀部坐在毯子上，然后躯干斜躺在抱枕上。在头颈下垫一条折叠好的毯子。

〉 双臂伸展过头，抱肘，保持体式（图1）。

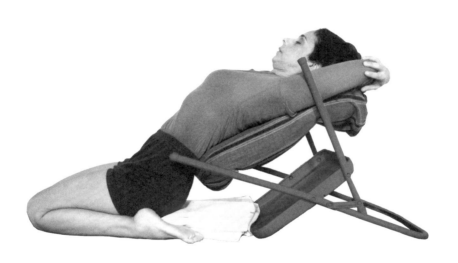

图1

8.2　支撑后仰支架式（Sālamba Pūrvottānāsana）

这是后仰支架式（Pūrvottānāsana）（《瑜伽之光》，图171）的疗愈性变体（Salamba意为"有支撑的"）。

〉将一把椅子的椅背朝墙放置，椅背距墙约1米。将另一把椅子与之相对放置，搭建一个平台。在一个或两个椅座上铺一张瑜伽垫，然后在上面纵向叠放两个抱枕。把上面的抱枕朝着远离墙壁的方向稍微挪动，为下背部创造一个斜面。把一块砖插入上面抱枕远离墙壁一端的下方，准备一条折叠好的毯子作为头枕。

〉双腿穿入第一把椅子的椅背下方，坐在低一点的抱枕上。双腿伸展，双脚抵墙。

〉坐骨应放在下面的抱枕上，臀部上端应由上面的抱枕支撑。

〉仰卧在抱枕上。头部和颈部后侧放在折叠好的毯子上。双臂伸展过头，抱肘（图1），或者侧向展开（图2）。

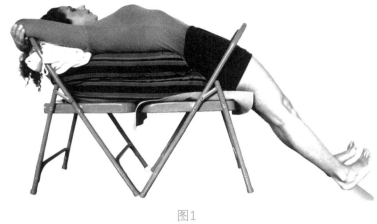

图1

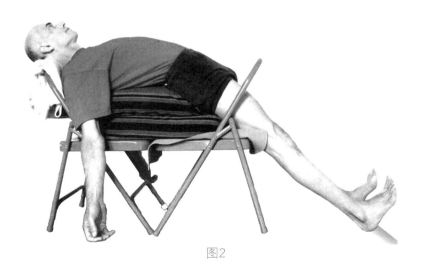

图2

8.3　更多支撑的桥式肩倒立式（Setu Bandha Sarvāṅgāsana）

> 椅背朝墙放好，与墙距离适当，椅座上放置一张折叠的瑜伽垫。墙边放一块砖。

> 把两个抱枕纵向放在椅子前的地面上，准备一条或两条毯子，放在椅子旁边。

> 双腿穿入椅背下方。大腿上端绑一条瑜伽带，系紧。双腿伸展，脚跟放在砖上，脚底抵墙。

> 躺在椅座上，背部后弯。双肩、颈部后侧、头部后侧由抱枕或毯子支撑。根据需要，用毯子来调整头部支撑的高度，舒适为好（图1）。

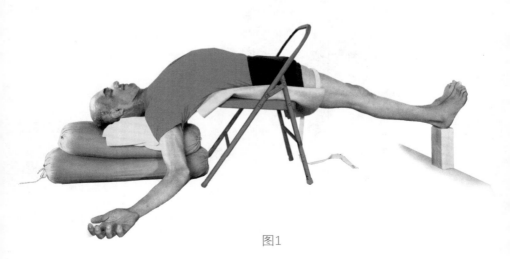

图1

8.4 支撑倒箭式 （Sālamba Viparīta Karaṇī）

倒箭式（Viparīta Karaṇī）是一个非常有效的疗愈性体式。在这个变体中，腹部器官可得到更多放松。

> 椅前横向叠放两个抱枕。

> 使用泡沫砖和毯子增加椅座高度。仰卧时，臀部放在抱枕上，小腿放在椅座上，椅座的高度应使小腿能够水平放置。

> 准备一条折叠好的毯子支撑头部和双肩。

> 侧对椅子，坐在抱枕上，滚动身体进入体式。骨盆后侧和腰椎应舒适地放在抱枕上。坐骨伸展，应略微超出抱枕的边缘。大腿应垂直于地面，小腿应水平于地面。

> 双肩不应有任何负担；但是，胸廓应充分上提。身体的能量应该从双肩和双腿流到下腹部。

> 腹部完全放松，静静地停留几分钟（图1）。

如果需要，可在抱枕和椅子之间放一条卷好的毯子，以确保抱枕和椅子之间留有一条窄缝。

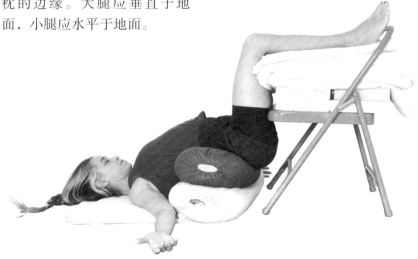

图1

8.5　挺尸式（Śavāsana）

这里展示两种用椅子辅助挺尸式（Śavāsana）的变体。

变体1　小腿放在椅子上

　　腿部抬高后，为下背部创造出长度，使下背部变得平坦放松。这个区域由于挤压造成的疼痛得到舒缓。腹部器官也变得柔软、放松。

　　〉椅子放在瑜伽垫的一端。躺下，进入挺尸式，小腿放在椅座上（图1）。

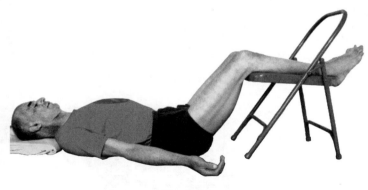

图1

变体2　头部得到支撑

　　头部的支撑带来一种轻松漂浮的感觉。颈部后侧拉长，内耳有一种通透的感觉。这个变体有助于缓解头晕现象。

　　﹥在椅座上套一条瑜伽带，让它垂下，接近地面。椅子靠近瑜伽垫的一端，侧对垫子。

　　﹥仰卧，头部在椅子下。

　　﹥头部穿过松弛的瑜伽带，头部后侧放在瑜伽带上。调整瑜伽带的长度，使头部略微抬离地面，颈部后侧拉长（图1、图2）。

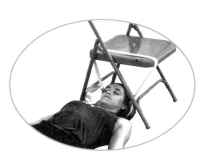

图1

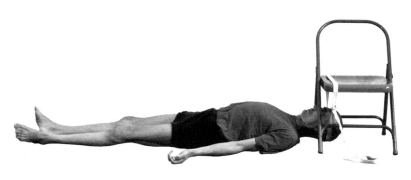

图2

附 录

适合所有人的椅子
——温和练习序列

　　本书的主体内容是按照"体位系列"来安排的。然而，瑜伽练习的众多作用在很大程度上取决于课程所遵循的特定的体式序列。选择什么体式序列，必须根据某一时段练习的计划和目标来决定。

　　本附录提供了一个使用椅子的体式序列。此序列适合所有练习者，可以作为休闲性体验。练习者可以练习整个序列，也可以练习其中的某些部分，练习时间可长可短，练习地点也几乎没有限制，甚至在办公桌边都可以进行。此序列也适合年长的练习者以及活动受限的练习者进行练习。

1 椅子山式
手撑椅座来上提身体

6 椅子鸟王式

11 莲花式
预备练习第一阶段

2 椅子山式
手拉椅腿

7 椅子幻椅式

12 莲花式
预备练习第二阶段

3 椅子山式
手拉椅背

8 龟式
第一阶段

13 双脚内收直棍式
手臂伸展过头

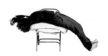

4 椅子上举手指交扣式

9 龟式
第二阶段

14 双脚内收直棍式
手臂在椅子下

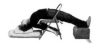

5 背后手指交扣式
前屈

10 加强背部伸展式

15 祛风式

16 侧祛风式

21 巴拉瓦伽一式

17 套索扭转式

22 支撑肩倒立式

18 圣哲玛里琪三式

23 束角肩倒立式

19 侧坐角式

24 桥式肩倒立式

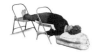

20 巴拉瓦伽一式
双腿之间夹砖

25 挺尸式

适合所有人的椅子

——温和练习序列

体式索引

Adho Mukha Baddha Koṇāsana （ 脸朝下束角式 ）/ *107*

Adho Mukha Śvānāsana （ 下犬式 ）/ *6*

Adho Mukha Upaviṣṭa Koṇāsana （ 脸朝下坐角式 ）/ *107*

Adho Mukha Vīrāsana （ 俯英雄式，又译脸朝下英雄式 ）/ *9*

Ardha Baddha Padma Paścimottānāsana （ 半莲花加强背部前屈伸展式 ）/ *104*

Ardha Candrāsana （ 半月式 ）/ *42, 66*

Ardha Halāsana （ 半犁式 ）/ *164, 166, 170, 174, 176*

（**Ardha**） **Karṇa Pīṇḍāsana** 〔 （ 半 ）膝碰耳犁式 〕/ *166*

Ardha Matsyendrāsana Ⅰ （ 半鱼王一式 ）/ *132*

Ardha Matsyendrāsana Ⅱ （ 半鱼王二式 ）/ *134*

Ardha Padma Paścimottānāsana （ 半莲花前屈伸展式 ）/ *102, 104*

Ardha Padmāsana （ 半莲花式 ）/ *134*

Ardha Supta Koṇāsana （ 半双角犁式 ）/ *166*

Ardha Uttānāsana （ 半站立前屈式 ）/ *12, 15, 54, 56*

Baddha Koṇāsana （ 束角式 ）/ *74, 77, 79, 160, 199*

Bharadvājāsana （ 巴拉瓦伽式 ）/ *124*

Bharadvājāsana Ⅰ （ 巴拉瓦伽一式 ）/ *118, 124*

Chakra Bandhāsana （ 飞轮式 ）/ *195*

Daṇḍāsana （ 手杖式 ）/ *77, 82, 124, 127, 128, 130, 132*

Dwi Pāda Viparīta Baddha Koṇāsana （双脚内收束角式）/ *203*

Dwi Pāda Viparīta Daṇḍāsana （双脚内收直棍式）/ *186, 198, 200, 201, 228, 230*

Dwi Pāda Viparīta Padmāsana （双脚内收莲花式）/ *203*

Eka Pāda Setu Bandha Sarvāṅgāsana （单腿桥式肩倒立式）/ *178*

Eka Pāda Ūrdhva Dhanurāsana （单腿上弓式，又译单腿轮式）/ *224*

Eka Pāda Rājakapotāsana Ⅰ （单腿鸽王一式）/ *232*

Eka Pāda Sarvāṅgāsana （单腿肩倒立式）/ *163, 172*

Eka Pāda Śīrṣāsana （单腿头倒立式）/ *148*

Eka Pāda Viparīta Daṇḍāsana （单脚内收直棍式，又译单腿上伸展手杖式）/ *198, 201*

Eka Pāda Viparīta Daṇḍāsana Ⅰ （单脚内收直棍一式，又译单腿上伸展手杖一式）/ *201*

Eka Pāda Viparīta Daṇḍāsana Ⅱ （单脚内收直棍二式，又译单腿上伸展手杖二式）/ *202*

Garuḍāsana （鸟王式）/ *70*

Halāsana （犁式）/ *162, 163*

Jālandhara Bandha （收颌收束法）/ *85*

Jānu Śīrṣāsana （头碰膝前屈伸展式，又译单腿头碰膝前屈伸展式）/ *100*

Kapotāsana（鸽子式）/ *196, 200*

Karṇa Pīndāsana（膝碰耳犁式）/ *163, 166, 168, 172*

Kūrmāsana（龟式）/ *112*

Mālāsana（花环式）/ *110*

Marīchyāsana I（圣哲玛里琪一式）/ *106, 130*

Marīchyāsana III（圣哲玛里琪三式）/ *126, 130*

Naṭarājāsana（舞王式）/ *236*

Nirālamba Sarvāṅgāsana（无支撑肩倒立式）/ *168*

Nirālamba Sarvāṅgāsana I（无支撑肩倒立一式）/ *168*

Nirālamba Sarvāṅgāsana II（无支撑肩倒立二式）/ *168*

Padmāsana（莲花式）/ *77, 150, 160, 166, 178, 199, 203*

Paripūrṇa Nāvāsana（完全船式）/ *240*

Parivṛtta Ardha Candrāsana（扭转半月式）/ *48*

Parivṛtta Pārśvakoṇāsana（侧角扭转伸展式）/ *29, 50*

Parivṛtta Trikoṇāsana（三角扭转伸展式，又译扭转三角伸展式）/ *29, 44, 46*

Pārśva Pavana Muktāsana（侧祛风式，又译侧锁腿式）/ *114*

Pārśva Halāsana（侧犁式）/ *163*

Pārśva Sarvāṅgāsana（侧扭转肩倒立式）/ *178*

Pārśva Sukhāsana（简易坐侧扭转式）/ *116*

Pārśvaika Pāda Sarvāṅgāsana（单腿侧着地肩倒立式）/ *163, 166*

Pārśvaika Pāda Setu Bandha Sarvāṅgāsana（单腿侧着地桥式肩倒立式）/ *178*

Pārśvaika Pāda Śīrṣāsana（单腿侧举头倒立式，又译单腿侧头倒立式）/ 149

Pārśvottānāsana（加强侧伸展式）/ 29, 58

Pāśāsana（套索扭转式）/ 136

Paścimottānāsana（加强背部伸展式，又译背部前屈伸展式）/ 88, 104

Pavana Muktāsana（祛风式，又译除缓腿式）/ 113, 114

Pincha Mayūrāsana（孔雀起舞式）/ 154, 156, 230

Piṇḍa Sarvāṅgāsana（胎儿肩立式）/ 160, 163, 166

Piṇḍa Śīrṣāsana（胎儿头倒立式）/ 150

Prasārita Pādottānāsana（双角式）/ 14

Prasārita Pādottānāsana I（双角一式）/ 64

Pūrvottānāsana（后仰支架式）/ 238, 250

Śalabhāsana（蝗虫式）/ 182

Sālamba Pūrvottānāsana（有撑后仰支架式）/ 250

Sālamba Sarvāṅgāsana（有撑肩立式）/ 176

Sālamba Sarvāṅgāsana I（有撑肩倒立一式，又译肩倒立一式）/ 158

Sālamba Śīrṣāsana（有撑头倒立式，又译头头倒立式）/ 144, 152

Sālamba Viparīta Karaṇī（有撑倒箭式）/ 253

Sarvāṅgāsana（肩倒立式）/ 164, 166, 172

Śavāsana（摊尸式）/ 254

Utkaṭāsana（幻椅式）/ 69

Uṣṭrāsana（骆驼式）/ 204

Ūrdhva Prasārita Pādāsana（上伸腿式）/ 242

Ūrdhva Namaskārāsana（上举祈祷式）/ 69

Ūrdhva Mukha Śvānāsana（上犬式）/ 183

Ūrdhva Mukha Paścimottānāsana I（脸朝上的图伸展一式，又译脸朝上背部伸展一式）/ 108

Ūrdhva Hastāsana（手臂上举式）/ 4, 12, 69

Ūrdhva Dhanurāsana II（上弓二式，又译弓式二式）/ 226

Ūrdhva Dhanurāsana（上弓式，又译弓式）/ 197, 210, 214, 224, 225

Ūrdhva Daṇḍāsana（头倒立双腿90°式，又译倒立手杖式）/ 148

Ūrdhva Baddhāṅgulāsana（上举手指交扣式）/ 85

Upaviṣṭa Koṇāsana（坐角式）/ 77, 80

Triaṅga Mukha Eka Pāda Paścimottānāsana（单腿跪姿向前伸展式，又译单腿跪图面部伸展式）/ 101

Tāḍāsana或Samasthiti（山式）/ 2, 67, 69, 84, 85, 226

Svastikāsana（吉祥式）/ 77

Supta Vīrāsana（卧姿英雄式）/ 248

Supta Koṇāsana（双角卧式）/ 163, 166

Sukhāsana（简易坐式）/ 77

Śīrṣāsana Viparīta Karaṇī（头倒立倒箭式）/ 152

Śīrṣāsana（头倒立式）/ 144, 146, 228, 230

Setu Bandha Sarvāṅgāsana（桥式肩倒立式）/ 176, 178, 252

Uttāna Pādāsana （ 拱背伸腿式 ）/ 244

Uttāna Padma Mayūrāsana （ 加强莲花孔雀式 ）/ 178

Uttānāsana （ 站立前屈式，又译加强脊柱前屈伸展式 ）/ 15, 16, 17

Utthita Hasta Pādānguṣṭhāsana Ⅰ （单腿站立伸展一式，又译站立手抓大脚趾一式 ）/ 68

Utthita Hasta Pādānguṣṭhāsana Ⅱ （单腿站立伸展二式，又译站立手抓大脚趾二式）/ 66

Utthita Marīchyāsana Ⅲ （ 站立圣哲玛里琪三式 ）/ 140

Utthita Pārśvakoṇāsana （ 侧角伸展式 ）/ 29, 34

Utthita Trikoṇāsana （ 三角伸展式 ）/ 22, 46, 47, 66

Vasiṣṭhāsana （ 侧板式 ）/ 71

Viparīta Daṇḍāsana （ 倒手杖式 ）/ 197

Viparīta Karaṇī （ 倒箭式 ）/ 152, 202, 253

Vīrabhadrāsana Ⅰ （ 战士一式 ）/ 38

Vīrabhadrāsana Ⅱ （ 战士二式 ）/ 29, 30, 34

Vīrabhadrāsana Ⅲ （ 战士三式 ）/ 54

Vīrāsana （ 英雄式 ）/ 77, 83, 248

Vṛścikāsana Ⅰ （ 蝎子一式 ）/ 230

结　语

　　"瑜伽适合所有人。每个人都应当有机会去体验瑜伽的慈爱与恩典。正是这个想法促使我想到这些辅具。" B.K.S. 艾扬格这样描述他开发瑜伽辅具的动机。

　　艾扬格在多年的修习（Sadhana）中，创造了许许多多有益于瑜伽练习的辅具。其中一些是他的原创设计，另一些则是由家居用品改造而成的，例如椅子。

　　椅子的种种用法的确很有吸引力。不过，我再次强调，辅具只是一种辅助手段，用来帮助练习者体验体式为身体和心理所带来的功效。另外，虽然本书介绍的变体可以带给练习者几小时快乐而有趣的练习，但它们并非详尽无遗。请在瑜伽练习中，尽情探索和发明其他的椅子使用方式。

　　我希望所有的练习者像我一样，享受这个过程！

埃亚勒·希弗罗尼

2013 年 3 月

编 后 记

2019年，《身心实验室——瑜伽习练与探索》出版，其实用性、可读性得到了读者朋友们尤其是瑜伽教师的积极反馈，很多瑜伽人获益。此后，我们推出了《椅子瑜伽习练指南》以及"辅具瑜伽习练指南"系列图书（第一册，站立体式；第二册，坐立体式和前伸展体式；第三册，倒立体式）。瑜伽图书渐成体系，于是我们萌生了将上述五本经典译作打造成便携本的想法。

编辑从设计装帧到内文版式经历过数次打磨和改进，最终呈现出了这样一套风格清新、携带方便的小开本丛书。相较于之前较为厚重的大开本，本系列版式更加舒朗优美，风格更加活泼丰富，营造了更为轻松的阅读氛围。无论是上下班随身携带阅读还是作为床头的读物，都值得拥有。无论是自读还是赠与他人，都是极好的选择。

远者为缘，近者为因。它是一种无形的连结，亦是某种必然存在相遇的机会和可能。我们期待更多的有缘之人与本书相遇，与本书结缘，通过艾扬格瑜伽高级认证教师埃亚勒·希弗罗尼深入浅出的讲述，获得启迪和指引，在每日平静的练习中，心生喜悦，回归自我。

"一部经典作品是一本从不会耗尽它要向读者说的一切东西的书，每次重读都好像初读那样带来发现。"无论你是瑜伽爱好者，还是资深练习者，或者是瑜伽教师，本书都值得反复阅读。每次重读，相信你都会有新的体验和收获。

现在，开始享受你的练习吧！